藤喜宣
Yoshinobu Sato

生きるための法医学

私へ届いた死者からの聲《こえ》

JIPPI Compact

実業之日本社

まえがき

「教えてください、お願いします」

解剖《かいぼう》を行う前、ご遺体に必ずお声がけしている言葉です。

解剖はその方の人生と向き合うことになるので、この言葉は心の中で言うのではなく、声に出しています。

これは1975年、日本大学医学部を卒業して以降、初めてご遺体と向き合った時から行っている習慣です。

法医学《ほういがく》の門を叩いた当時、わからないことは山のようにあり、法医学者・監察医《かんさつい》は、そのわからないことを教えて頂く立場なんだと思っていました。

臨床《りんしょう》医学であれば、生きている人に対して「どこか痛いところはありますか?」と聞けば返事があり、教えてもらうことができます。「どんな感じの痛みですか?」と尋ねたら、きっと詳しく説明してくれるでしょう。

でもご遺体に聞いてみても、返事はしてくれません。

だからこそ教えて頂ける態勢を整え、その姿勢を磨いていかないと、答えを教えてはもらえません。

仮にその答えを教えて頂けたとしても、気づくことができなければ、受けとめることもできません。

「一体あなたに何が起こったのか」「どんな人生を歩まれて来られたのか」それをきちんと聞けるような存在になりたい。

その一心で「教えてください、お願いします」とお声がけしてから解剖を行っていたのです。

法医学監修を担当させて頂いた漫画『監察医 朝顔』の中でも、主人公である山田《やまだ》朝顔《あさがお》は、必ず解剖前にご遺体に対してこの言葉をかけてから解剖を行う設定となりました。

朝顔は家族をはじめ、周りの人間に囲まれながら生かされていて、その中で自分が生きていくためにどんなことをしなければならないのか。そのためには自分の特技をどう発揮したらいいのか。日々苦悩し、葛藤《かっとう》を繰り返していく発展途上の女性監察医です。

仮に朝顔が、ご遺体に対して、自分がなんでも見つけてあげましょうだなんて思い上がった気持ちで向き合ってしまったら、何も見えてこないし、教えてもらえません。

漫画に出てくる朝顔の上司で、法医学教室教授の茶子《ちゃこ》先生からもきっと叱られるでしょう。

殺人事件、不慮の死亡事故等には、被害者と加害者だけではなく、被害者家族、加害者家族もいます。

身近な人がもしもお亡くなりになってしまった場合、遺《のこ》された人達がその死をどう捉えるのか。死を受けとめた上で、日常を生きていくためにはどうしたらいいのか。

ご遺体には、これからを生きていく人達に伝えたかったメッセージが必ずあるはずで、そのメッセージこそ、私達法医学者が聞かせてほしい、そして残していきたい、生きている人に活かすための「臨床《りんしょう》法医学」に相通じるものでもあるのです。

昭和、平成、令和にわたって東《とう》京《きょう》都《と》監《かん》察《さつ》医《い》務《む》院《いん》、琉球《りゅうきゅう》大学医学部法医学教室、杏林《きょうりん》大学医学部法医学教室にて40年以上、監察医・法医学者として1万体以上の検死《けんし》、5千体以上の解剖を担当させて頂きました。

これまでにご遺体から教えて頂いたメッセージのほんの一部でも、これからを生きていくみなさんにお伝えできたらと願っております。

2020年10月吉日　佐藤喜宣

生きるための法医学
目次

第二章

世間を震撼《しんかん》させた重大事件 67

第三章

悲嘆《ひたん》のケア　ご遺族と向き合う 91

序章
ようこそ法医学教室へ

◎法医学《ほういがく》とは？

1880年代に欧州留学から帰国し、日本の法医学の始祖《しそ》とされる片山国嘉《かたやまくによし》東京大学名誉教授は「法医学とは、医学および自然科学を基礎として、法律上の問題を研究し、またこれを鑑定《かんてい》する学である」と定義されました。

法医学は、死因が明らかではないご遺体や事件性が疑われるご遺体等の死因究明だけではなく、身元特定、DNA鑑定、親子鑑定、裁判で必要となる鑑定書や意見書の提出等、社会と法律に関わる医学的な問題を広く研究し、公正な医学的判断を提示する社会医学といえます。

従来は裁判医学、または刑事法医学の側面が強い「死者の法医学」というイメージが定着していましたが、明治、大正、昭和、平成、令和という時代の変遷《へんせん》にともない、法医学で得た知識を未来に活かす「生者の法医学」にも焦点があてられるようになって来ています。

◎法医学者とは？

法律と医学に関わるあらゆるものを見る存在が法医学者です。

警察、検察、裁判所、自治体等からの要請を受け、変死や異状《いじょう》死体《したい》、事件性が疑われるご遺体等の死因を検死《けんし》、法医解剖を通して究明し、自殺か他殺か事故死なのかといった判断を行い、鑑定書、意見書、死体検案書《したいけんあんしょ》を作成するのが主な仕事です。

厚生労働省の２０１８年度の統計では、日本には約32万人の医師がいるとされている中で、２０２０年9月現在、法医専門医は約１５０人、歯科法医学（法歯学《ほうしがく》）の歯科医師を加えても2百人弱しかいないのが現状です。

法医学者になるためには、医師か歯科医師か薬剤師等の資格が必要となります。臨床医学の知識も求められるので、臨床各科の専門医資格を取得した医師、歯科医師の他、薬剤師や人類学の先生もいます。

勤務先は主に大学医学部、歯学部、大学院の法医学・歯科法医学教室、警察機関、監察医務院等になります。

◎監察医《かんさつい》とは？

自治体の知事に任命され、検死と行政解剖を行う医師が監察医です。法医学者同様、死因、死後経過時間を推定し、病死、自然死、外因死《がいいんし》なのかを特定して死体検案書を作成します。

監察医が専門としている分野は、法医学と病理学をはじめ内科、整形外科、小児科、脳外科等といった臨床系の各専門分野の医師がその経験を活かし、監察医として対応しています。

監察医になるためには医師免許が必要となります。

東京都監察医務院に勤務する場合は、東京都福祉保健局の管轄《かんかつ》となるので、東京都福祉保健局の書類審査と面談を受けることになります。

各分野から監察医務院に来られる教授や准教授は、研修期間を終えてから正式に非常勤監察医として入局します。

◎監察医・法医学者の男女比は？

私が法医学の世界に入った1975年当時の監察医・法医学者の男女比は、男性約9割、女性約1割でした。

約半世紀経った2020年は、男性約7割、女性約3割と女性法医学者も監察医も増えてきています。

ちなみに2020年9月現在、東京都監察医務院の常勤監察医は男性7人、女性5人。非常勤監察医は男性37人、女性15人。合計比率は男性約7割、女性約3割という構成になっています。

◎監察医制度とは？

ＧＨＱ（連合国軍総司令部）の命令によって、飢餓《きが》、伝染病による死亡が続出していた終戦直後の１９４７年に創設され、公衆衛生の向上を目的とし、当時の日本の都市人口に応じて割りあてられた制度のことです。

２０２０年9月現在、監察医制度が設置されているのは東京23区、名古屋市、大阪市、神戸市の４都市です（制度発足当初は、福岡市、京都市、横浜市を含む7都市に設置）。

４都市で解剖を担当する監察医は地方公務員となり、非常勤の監察医もいます。

非常勤監察医の多くは、普段は大学医学部や医科大学等に籍を置き、兼任で監察医を拝命し、仕事を果たしています。

事件性や犯罪の疑いがあると警察が判断したご遺体の司法解剖は、各都道府県にある大学医学部、医科大学等の法医学教室（法医学講座）等で行われています。

◎検死《けんし》とは？

医師である一般臨床医、監察医、法医学者が行う「検死《けんし》」とは、ご遺体の体全体を観察・検査することです。

その検死結果を総合的に整理することを「検案《けんあん》」と言います。

◎検視《けんし》とは？

警察に届け出があったご遺体に対して、検視官《けんしかん》もしくは検視を担当する警察官によって行われる検査は「検視」と呼ばれ、事件性の有無を確認することを目的としています。

警察官は医師ではないため、解剖は行いません。

◎解剖とは？

解剖は目的ごとに「系統《けいとう》解剖」「病理解剖」「法医解剖」の三つに大別されます。

系統解剖とは、医学・歯学・看護学・薬学の大学で行われる医学教育のため、献体《けんたい》されたご遺体に対して、人体解剖学の実習教材として行われるものです。

病理解剖とは、病院で亡くなられたご遺体に対して、疾患《しっかん》の病理学的判断や手術、薬剤の治療効果等を確認し、検証するために病理医が、ご遺族から承諾《しょうだく》を取った上で行う解剖です。

法医解剖とは、明らかな病死・自然死以外の異状死体《いじょうしたい》に対して、検死・検案の結果、外見からだけでは死因を特定できず、詳細な検査が必要とされた場合、病死をはじめ自殺か他殺か事故死か等を見極めるため、主に法医学者か監察医が行う解剖です。

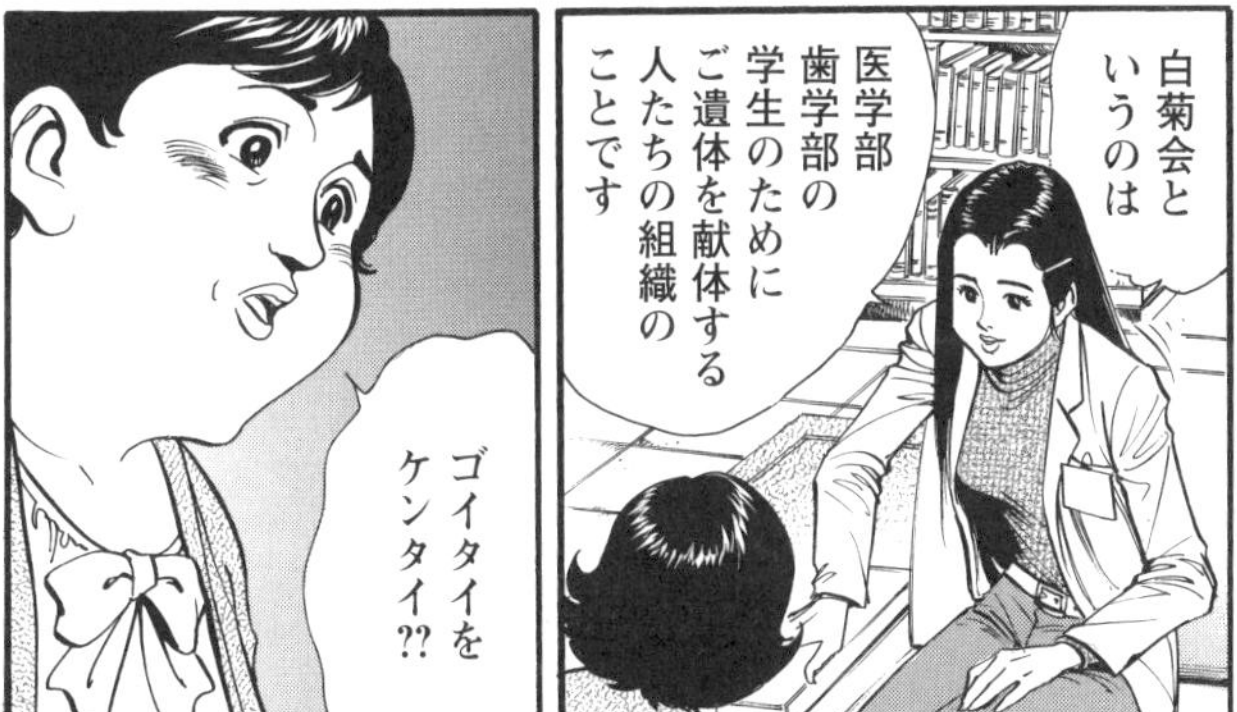
白菊会というのは
医学部歯学部の学生のためにご遺体を献体する人たちの組織のことです
ゴイタイをケンタイ??

◎法医解剖の種類とは？

法医解剖には①司法解剖、②行政解剖、③承諾解剖、④調査法解剖（新法解剖）の4種類があります。

司法解剖とは、犯罪性のあるご遺体、または犯罪が疑われるご遺体を、検察庁からの嘱託《しょくたく》と裁判所からの許可を得て行う解剖で、あくまでも刑事的な事例を取り扱います。

行政解剖は、監察医制度が制定されている地域で、事件性や犯罪の疑いが認められない突然死や外因死等に対して、外見からだけでは死因が特定できないご遺体の解剖です。

承諾解剖は、監察医制度が制定されていない地域において、犯罪性は認められないが、死因や死亡の種類を明らかにするため、ご遺族の承諾を得て行う解剖です。

調査法解剖とは、2013年から施行《しこう》された「死因・身元調査法」に基《もと》づく制度で、所轄《しょかつ》警察署の署長、海上保安部長等の判断により、ご遺族の承諾がなくても行うことのできる解剖です。

調査法解剖の導入により、司法解剖か行政解剖かの判断が難しいご遺体の解剖がスムーズに行えるようになり、警察は捜査しやすくなりました。

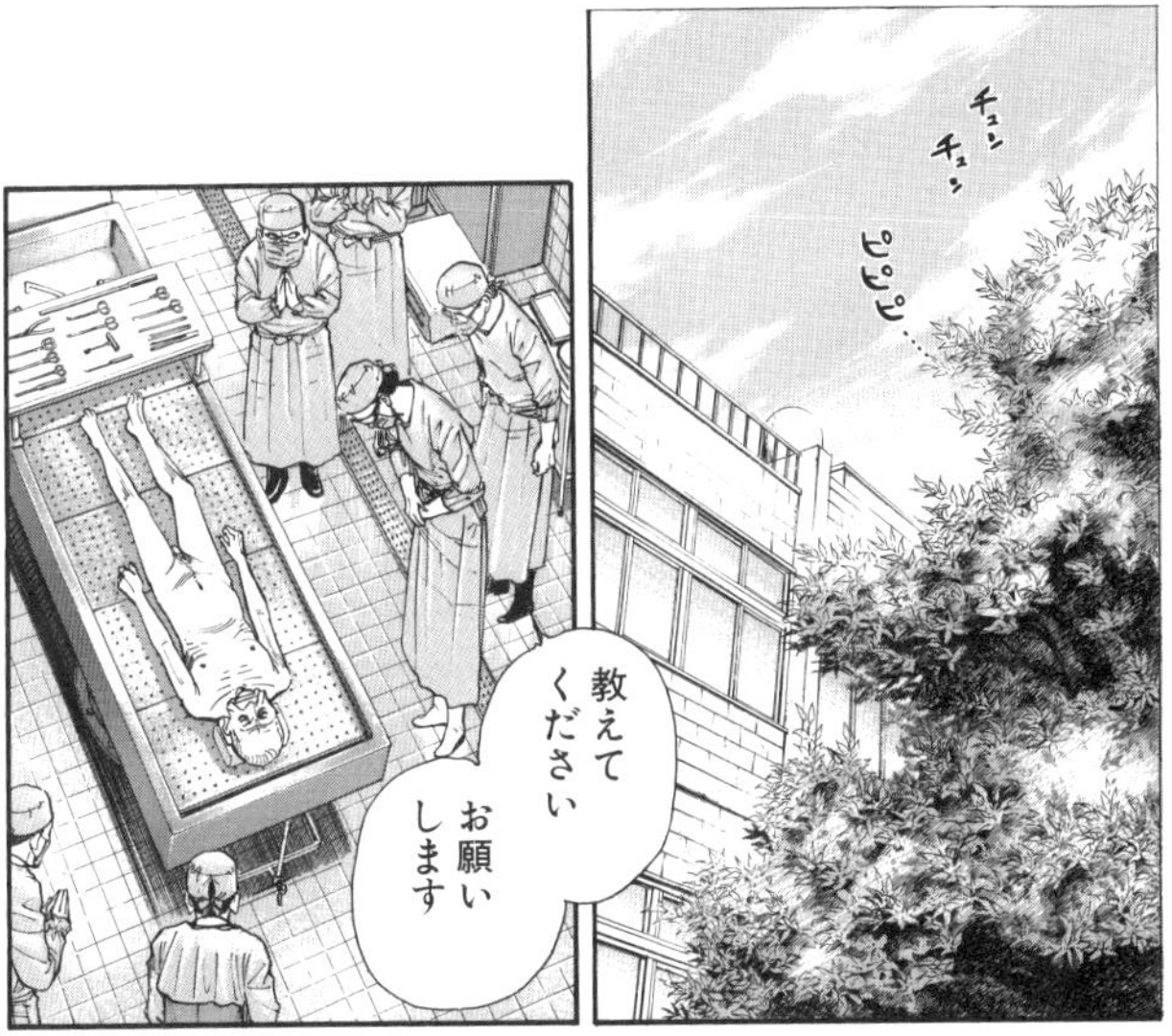
チュン
チュン
ピピピ……
教えてください
お願いします

◎解剖時の装備は？

伝染病や感染症予防等を考慮した使い捨ての医療用ガウン、マスク、帽子、手袋、ゴーグルかフェイスシールド、長靴等といった装備は、年々改良されています。

執刀《しっとう》後の解剖器具は、アルコール消毒か煮沸《しゃふつ》消毒をした上で、紫外線を当てて保管しています。

解剖が終わったら、シャワーを浴びてから着衣を身につけます。

◎解剖の基本的な手順は？

まずは身長体重の確認等、ご遺体の外側から体全体を観察していきます。

そして鎖骨《さこつ》にそってY字切開し、体を開いていきます。各臓器検査は心臓が終わったら肺、胸の臓器が終わったら、お腹の臓器へと移行していくように、特別なことがない限り、同一の手順で検査していきます。

傷等があれば、形状や出血箇所を丹念に調べます。すべての検査が終わったら、縫合《ほうごう》して終了します。

解剖中は常に写真を撮って記録します。

◎解剖にかかる時間は？

行政解剖と承諾解剖は、解剖後の説明も入れて2～3時間はかかります。

司法解剖の場合は、病変や傷等の程度や形状を記録する必要もあるため、行政解剖と承諾解剖の倍となる4～6時間はかかります。

傷の数が多いご遺体の場合、約12時間かかったこともありました。

◎解剖時のスタッフ構成は？

監察医務院では医師が執刀し、大学では多くの場合、教授・准教授か講師が執刀して、解剖技官、助手がサポートしています。

事件内容等によっては、検事や担当刑事らが立ち会うこともあります。初めて解剖に立ち会った新人警察官が、解剖を見たことで倒れてしまったこともよくありました。

◎死体検案書《したいけんあんしょ》とは？

検死、または解剖後、死亡を証明する公文書《こうぶんしょ》が「死体検案書《したいけんあんしょ》」で、監察医や法医、または警察協力医が作成します。

警察協力医とは、警察の捜査に協力する民間の医師で、警察署が置かれた地域で、開業または勤務している医師の中から選ばれて検死、検案を行っています。

死体検案書が発行されるのは、異状死体や変死体として警察への届け出があったかどうかで、警察の検視があった場合となります。

一般に明らかな病死や自然死の場合や、病院かご自宅で亡くなられた時は、故人の担当医、もしくはかかりつけの医師が「死亡診断書」を作成します。

A3用紙で右側が死亡診断書（死体検案書）、左側が「死亡届」という一枚の様式になっています。

自治体が火葬を許可していることを証明する「火葬許可証」を申請するための必要書類でもあり、火葬手続きの他、ご遺体の搬送、故人の保険金の受け取り、相続税の申告等にも必要な書類となります。

◎「死亡の原因」と「死因の種類」

死体検案書には「死亡の原因」と「死因の種類」という欄《らん》があります。

いわゆる死因となる「死亡の原因」は、一般医師、監察医、法医学者が検死によって決定します。決定できない場合は、解剖によって判断します。

しかし自殺か、他殺か等という「死因の種類」については、警察捜査と擦り合わせした上で決定しなければなりません。

「死因の種類」は12種類あり、大別すると事件性のない「病死及び自然死」、外力で生じた原因による「外因死」、死因不明の「不詳の死」があります。

「死因の種類」は、保険金の支払い等にも関連し、明らかな外因死であれば、保険金が支払われるケースでも、自殺や不詳の死となれば、保険会社の方針やご遺族の請求の有無によって、対応が異なる場合もあります。

■「死亡の原因」死亡診断書（死体検案書）より抜粋

<table>
<tr><td rowspan="8">死亡の原因

◆I欄、II欄ともに疾患の終末期の状態としての心不全、呼吸不全等は書かないでください

◆I欄では、最も死亡に影響を与えた傷病名を医学的因果関係の順番で書いてください

◆I欄の傷病名の記載は各欄一つにしてください

ただし、欄が不足する場合は（エ）欄に残りを医学的因果関係の順番で書いてください</td><td rowspan="4">I</td><td>（ア）直接死因</td><td></td></tr>
<tr><td>（イ）（ア）の原因</td><td></td></tr>
<tr><td>（ウ）（イ）の原因</td><td></td></tr>
<tr><td>（エ）（ウ）の原因</td><td></td></tr>
<tr><td>II</td><td>直接には死因に関係しないがI欄の傷病経過に影響を及ぼした傷病名等</td><td></td></tr>
<tr><td>手術</td><td>1無 2有</td><td>部位及び主要所見</td></tr>
<tr><td>解剖</td><td>1無 2有</td><td>主要所見</td></tr>
</table>

■「死因の種類」死亡診断書（死体検案書）より抜粋

<table>
<tr><td rowspan="4">死因の種類</td><td colspan="3">1病死及び自然死</td></tr>
<tr><td rowspan="2">外因死</td><td>不慮の外因死</td><td>2 交通事故 3 転倒・転落 4 溺水 5 煙、火災及び火焔による傷害 6窒息 7中毒 8その他</td></tr>
<tr><td>その他及び不詳の外因死</td><td>9 自殺 10 他殺 11 その他及び不詳の外因</td></tr>
<tr><td colspan="3">12 不詳の死</td></tr>
</table>

◎解剖によって事件性が判明したことは？

病死、自然死と思われていたケースが、事故や殺人と判明した例は、私が担当させて頂いた行政解剖と承諾解剖の中だけでも、千件に2~3件の割合でありました。

解剖によって事件性の疑《うたが》いが浮上した場合は、司法解剖へ変更されます。

◎法医学者が事件現場に足を運ぶことは？

私は解剖が終わった後、できるかぎり現場に足を運ぶことを心がけていました。

殺人事件等で警察からの要請があれば、捜査本部にも出向き、説明を行うこともありました。

たとえば凶器が使用された場合、解剖所見からある程度の形を特定することができるので、どんな凶器が使用されたのかを説明しに行くこともあり、押収物等と照らし合わせて確認を取り、情報提供することもありました。

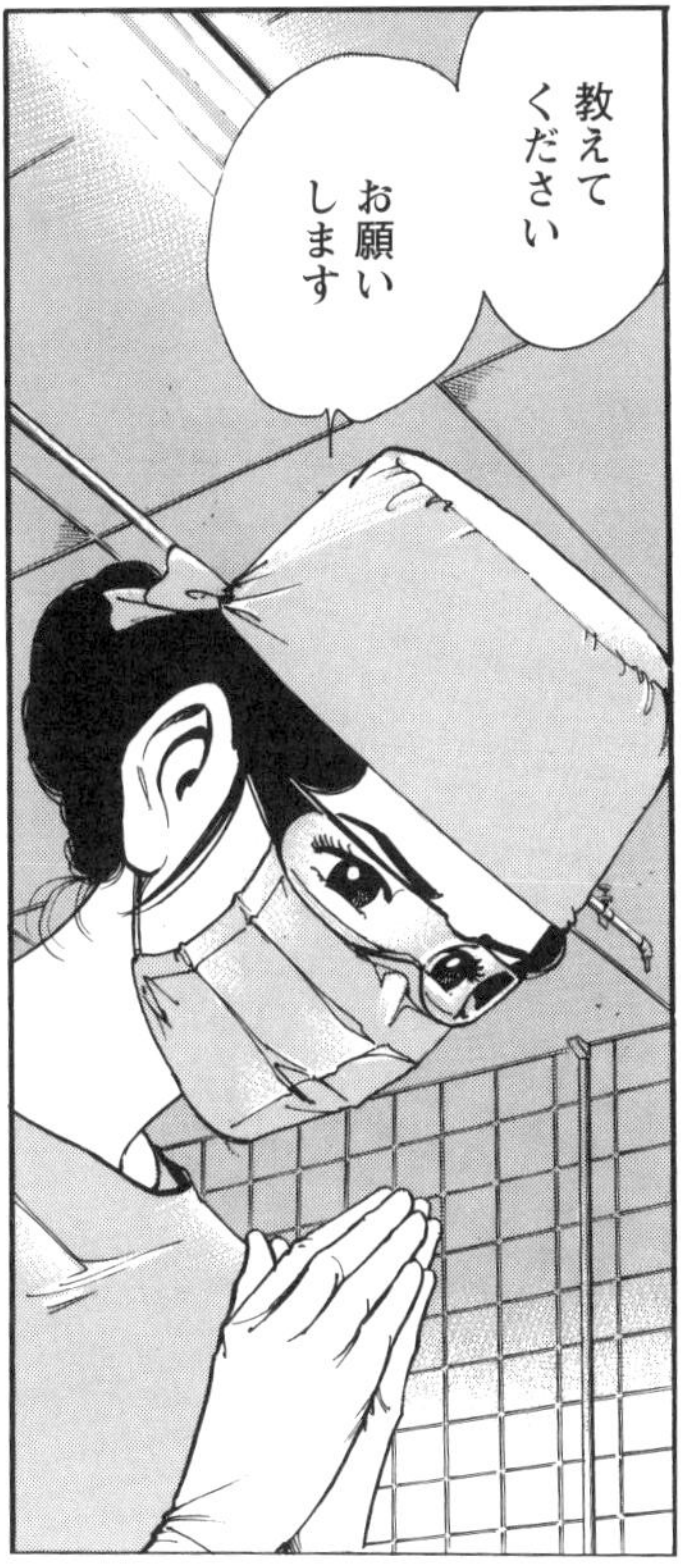

◎臨床《りんしょう》法医学とは？

ご遺体から教えてもらった知識を生きている人に活用する。

これを「臨床《りんしょう》法医学」と呼んでいます。

亡くなられた人の尊厳《そんげん》と権利を守り、生きている人たちに対して法医学の知識をフィードバックしていくことは、犯罪抑止にもつながります。

私が子ども虐待《ぎゃくたい》や、ドメスティックバイオレンス（ＤＶ）の防止にも取り組んでいるのはそのためです。

臨床法医学は、大規模災害等の防災対策にも役立てられていて、今後ますます重要になって来ると感じています。

人生１００年時代と言われる昨今《さっこん》、生きている人に活用してこそ真価を発揮するのが法医学であり、法医学にはその使命があると考えています。

第一章

検死《けんし》・解剖《かいぼう》でわかった真実

火葬が24時間後なのはなぜ？

日本では「死後24時間以内は火葬してはならない」と、１９４８年に制定された「墓地、埋葬等に関する法律」で決められています。

ご臨終《りんじゅう》から火葬までに24時間以上を要している理由は、かつて蘇生《そせい》した人がいたからです。

現在は〝死の三兆候《さんちょうこう》〟といって、脈拍《みゃくはく》が取れなくなる「心拍停止」。呼吸がなくなる「呼吸停止」。対光反射《たいこうはんしゃ》といってペンライト等で目に光を当てても瞳孔《どうこう》が開いたまま反応がない「瞳孔散大《さんだい》・対光反射の消失」という３つの兆候をもって、ご臨終としています。

しかし江戸時代では「心拍停止」と「呼吸停止」の二兆候でご臨終と判断していました。

二兆候でご臨終とし、お葬式を執《と》り行っていたら、棺桶《かんおけ》の中からガリガリと掻《か》きむしるような音が聞こえて来たそうで、慌てて開けてみると、なんと仮死状態から生き返ったことが、何度かあったというのです。

そのため明治以降、ドイツ医学が入ってきてからは三兆候の確認を行うようになり、現在に至っているという経緯があります。

蘇生した例は、海外でも報告されていますが、日本でも平成になってからニュースとなった事例があります。

2005年2月、真冬の北海道北見市の河川敷で、睡眠薬を大量に飲んだ若い女性が亡くなっていると警察に通報が入りました。

発見された午前10時頃の気温は氷点下2.5度。救急隊が駆けつけると、現場には睡眠薬の空《あ》き瓶《びん》があったそうで、体も固まっているし、息もしていないし、脈も取れない。

瞳孔を確認したかどうかは、つまびらかにはなっていないのですが、その女性は警察署内の遺体安置所に運ばれました。

そこで検視官が、眼瞼結膜《がんけんけつまく》の所見を確認するためにピンセットで目を開こうとしたら、ぱっと目が開き、息を吹き返したというのです。

驚いた検視官はすぐに救急車を呼び、女性は病院に運ばれて一命を取り留めました。

署内は暖房で暖められていたので、息を吹き返したというわけです。

これは仮死状態の典型です。

真冬の河川敷という状況下で表皮が凍結し、硬くなっていたため、体温、脈拍、呼吸なしで死亡と判断されたのですが、その発端《ほったん》は、救急隊が外表の凍結を、死後硬直だと間違えてしまったことでした。

救急隊も警察も真っ青になったと思われますが、新聞にも掲載された本当の話です。

死亡推定時刻を見極める3つのポイント

サスペンスドラマ等における殺人現場のシーンでは「死亡推定時刻」という言葉がよく出てきます。実際の現場でも初動捜査の肝《きも》となる死亡推定時刻は、ご遺体を検視《けんし》した検視官が割り出し、法医学者や監察医が死因の特定とともに死亡推定時刻の確認も行っています。

検視官が死亡推定時刻を見極める基本項目は、①死斑《しはん》②死後硬直③直腸内温度の3つです。さらにもうひとつ補足するなら「胃内容物の消化過程」となります。

成人男性の場合、死斑は死後30分程で、まだらに出てきます。

一般的に成人男性の体内には、体重65kgとすると、体重1kgに対して血液約80ml、体内には通常約5Lの血液が流れています。

死後は血流が止まるので、血管内の血液が引力によって下がり、皮下静脈《ひかじょうみゃく》と呼ばれる毛細血管に徐々に入っていくことで、皮膚が赤紫色《せきししょく》や赤褐色《せきかっしょく》といった色調を呈《てい》することになります。

上向きに倒れていれば背中、足の後ろ側、腕の裏といったところに死斑は現れてきます。その死斑の現れ方が時間によって刻々と変化していくのです。死斑を目視できる状態となるのは、死後1～2時間です。死斑は毛細血管に血液が溜まっている状態なので、圧迫するとひゅっと逃げるように消えます。

仰向《あお》けの状態で死後約6時間経った人をひっくり返せば、背中に出ていた死斑は残ったまま、体の前面にも死斑が出てくるので、両面に死斑が現れる状態となります。ただし、死斑が動くのは死後6時間前後までです。12時間程経つと、指で押しても消えない状態となり、移動もしなくなります。

死後硬直は、死後1時間程経ってから筋肉が固まり始め、その結果、諸関節は可動しなくなります。

基本的には顎《あご》、首、肩といった具合に上半身から下半身に向かって固まっていきます。そして死後2時間程経つと、関節が曲がりにくくなってきて、6時間程経つとかなり強く固まってしまい、12時間程経つと、成人男性が渾《こん》身《しん》の力を込めないと曲がらないくらい固まった状態になります。

寝たきりだった人がお亡くなりになった場合の死後硬直は逆で、下半身から上半身に向かって固まっていきます。

死後硬直が最高潮に達するのは死後24時間以降です。それからは固まったままの状態が続きますが、36時間程経つと徐々に体全体がゆるんでいく緩解《かんかい》という状態になっていきます。

このように我々の細胞は、死後約36時間経つと自爆装置が働いて、自己融《ゆう》解《かい》していくのです。

直腸内温度は、成人男性の場合は平均37・2℃とされているので、平均気温が20度であれば、死後1時間ごとに0・83℃下がるとされています。

死後経過時間をずらすトリック

漫画『監察医 朝顔』の監修をはじめ、ドラマでは『臨場《りんじょう》』『櫻子《さくらこ》さんの足下《あしもと》には屍体《したい》が埋まっている』『古畑任三郎スペシャル VS.監察医 黒岩博士の恐怖』等、これまで百本以上のドラマや映画、漫画等の法医学監修を担当させて頂きました。

中でも忘れられないのは、作家・横山秀夫《よこやまひでお》さんの作品で、俳優・内野聖陽《うちのせいよう》さんが主演された映画『臨場 劇場版』です。

映画の脚本家から、事件の重要な鍵を握ることになる「死亡推定時刻」に関する相談を受けました。「法医学教授が、死亡推定時刻のトリックを考えるとすれば、どうします?」と聞かれたのです。

「私だったら直腸内温度を操作します」と答え、死後経過時間をずらすトリックとして、肛門の中に〝ある物〟を入れることを伝えました。

実際、それを入れると直腸内温度を下げることができるからです。

そのトリックが採用された『臨場 劇場版』では、内野さん演じる主人公の検視官が、死亡推定時刻を見極める基本3項目のうち、直腸内温度だけがおかしいじゃないかと指摘し、事件を紐解《ひもと》いていきました。

試写会を観に行った時、内野さんの迫真の演技には目を見張るものがあり、素晴らしい映画だと感じました。ただその一方で、このトリックを真似されてしまったらという老婆心を抱いたのも事実でした。

ちなみに腹腔《ふくくう》内《ない》の温度を測る時には、温度計を使って直腸内温度を測っていますが、米国やカナダでは、直腸内温度ではなく、腹腔の中にある肝臓に直接針を刺して肝臓の温度を測っています。

日本では、肝臓に直接針を刺してしまうと刑法第190条の「死体損壊等《したいそんかいとう》罪《ざい》」にあたってしまうので、間接的な温度から死後経過を見ています。

"におい"に気づき司法解剖へ

死斑《しはん》、死後硬直、直腸内温度の基本3項目を数値化し、死亡推定時刻のおおよその見当をつけていくのですが、この3項目で割り出したすべての時間が一致しない時には、必ず何かしらの問題があります。

解剖させて頂いたご遺体の中には、この3項目が一致しない案件がままありました。

一人暮らしだった40代男性の自宅が火事となり、焼死体で発見されました。火災現場からは電気毛布、灯油の入れ物、ライター、出刃包丁等が発見され、出刃包丁の先端5㎝には、その男性の血液が付着《ふちゃく》していました。

現場の状況から自殺と判断され、事件性なしという扱いになりました。

承諾解剖案件として運ばれて来たのですが、解剖室に入った瞬間、異変に気づきました。

〝におい〟が違ったのです。

生きている人が煙に巻かれて焼死してしまった時のにおいと、死後に腐敗現象が起き始めた状態で焼かれてしまった時のにおいとは異なります。

解剖室にはすでにお亡くなりになった後、腐敗が始まっている状態で焼かれたにおいが蔓延《まんえん》していました。

肉や魚も新鮮なものと腐敗した状態のものを焼けば、においが異なることと同じです。

私は解剖を行う前、検視官に電話を入れ「すぐに来てほしい、においが違う」と伝えました。検視官はすぐに状況を理解し、承諾解剖から殺人の可能性がある司法解剖に変更されました。

解剖してみると、諸臓器の状態からも、死後に焼かれていたことが判明しました。

しかも不可解なことに、第三者がご遺体を電気毛布で温《あたた》めて腐敗現象を進めてから火をつけた可能性が浮上してきました。

死亡した人が自分で火をつけることはできない上、意図的に死亡推定時刻をずらす行為が行われている。

現場状況と解剖結果から、殺害後に1日おいた上で火をつけた他殺の可能性が出て来ました。そして被害者の身近な存在で、法医学の知識を持っているであろう、ある人物の関与が疑われました。

しかし検察は最終的に不起訴としました。焼死体だったため、当時は刺創《しそう》の生活反応の確認調査には限界があり、自殺なのか他殺なのかを断定できなかったのです。

科学捜査が発展してきた今日《こんにち》なら、刺創の検証方法によっては起訴《きそ》できたかもしれません。

悔いの残る事件でした。

「検視」と「検死」

変死体や異状死体等が発見された場合、まずは所轄警察の検視《けんし》担当者による「検視」があり、必要に応じて検視官による「検視」が行われます。その後、警察協力医や監察医、法医学者による「検死《けんし》」と「解剖」となります。

私達は「死亡の原因」を究明するために検死・解剖を行っていくのですが、他殺か自殺か事故死なのかといった「死因の種類」を決定するためには「検視」と「検死」の整合性は必須となります。

警察が行う「検視」は、主に病院以外で突発的な要因によって亡くなられた方の身元確認、事件性の有無を調査・判断する刑事手続きのことです。

検視官が解剖することはありませんが、離島等の地域によっては解剖スタッフの人数が少ないので、執刀医が許可すれば、解剖をサポートすることはあります。

警察協力医、監察医、法医学者といった医師が行う「検死」は「検案《けんあん》」とも言い、ご遺体の外表面を観察・検査し、病気の既往歴《きおうれき》や死亡時の状況等から死因を総合的に整理し、医学的に判定することです。

解剖室に運ばれたご遺体の中には、警察の検視で凶器と特定されていたものが、検死・解剖してみたら、異なる別の凶器が使用されていた事件がありました。

「凶器はこれだ」と言って出刃包丁を持って出頭してきた男がいて、捜査本部も「凶器は出刃包丁で決まりです」と断言していた事件でした。

しかし解剖してみると、肝臓に達していた刺創《しそう》の形状は、出刃包丁によるものではなく、日本刀による刺創の形状をしていたのです。

解剖後、検視官には「凶器を徹底して捜索《そうさく》しておかないと公判《こうはん》を維持できなくなります」と伝えました。

その情報は検視官から捜査本部にあげられ、再度家宅《かたく》捜索を行ったところ、天井の天袋の奥から、肝臓の刺創の形状と刃の形状が一致する日本刀が出てきました。

この出頭して来た男は前科5犯でした。

出刃包丁を持って出頭して来た理由は、刑事裁判で凶器が異なることが判明すれば、公判で事実関係がひっくり返ることがわかっていたという確信犯だったのです。

お互いに言わなければならないことを言える関係性がなければ、人間の生死に直結しているだけに、この仕事は成り立ちません。

もしも先入観を持って犯人の自供を鵜呑《うの》みにしていたら、裁判で事実関係がひっくり返り、無罪になる可能性もあった事件でした。

無理心中が一転、殺人事件

警察から「同棲中の20代男女が無理心中したので、承諾解剖をお願いします」という連絡を受けたことがありました。

担当刑事から渡された現場写真を見てみると、これはどう考えても無理心中ではないという疑いを持ちました。

現場を撮影した1枚の写真には、横たわっていた女性の上に折り重なるように倒れていた男性の背中に、軍手がひとつ置かれていたからです。無理心中後、男性がわざわざ自分の背中に軍手を置くことは考えにくい行為です。

解剖したところ、女性は前方から凶器とされていたナイフで刺されていたのですが、男性の刺創は後方からのもので、刺されていた角度も、心中によるものとは説明できないことが明らかになりました。

翌日、私は担当刑事とともに事件現場に向かいました。解剖によってわかったことが、実際どのように現場で起こったのか。その動きを検証し、シミュレーションするためです。

ふたりが亡くなっていた現場は、マンション1階の踊り場でした。その場所には、ふたりの血痕《けっこん》が残っていたのですが、男性の飛沫《ひまつ》血痕だけが、なぜか2階に続く階段の壁面にも残っていました。

現場の状況から、男性はおそらく階段を上がって2階へ逃げようとした途中で転倒してしまい、そこで背中を刺された後、瀕死《ひんし》の状態となりながらも、すでに倒れていた女性の元に来て、折り重なるように絶命してしまったと考えられました。

では一体誰が男性の背中に軍手を置いたのか？　第三者による犯行の可能性が浮かび上がって来たのです。

しかし鑑識《かんしき》は「犯人が逃げた足跡《そくせき》は現場にはない」と断言していました。

私は「逃げた足跡がないのであれば、マンション内部の人間の犯行ではないか」と担当刑事に伝えました。

事件発生から3日目、担当刑事が同じフロアの部屋をしらみ潰しにあたったところ、部屋の中で息を潜《ひそ》めて隠れていた男が発見されました。

同じフロアの住人だったその男は、同棲していたふたりがいつも仲睦《なかむつ》まじかったことに腹を立てていたという動機で、ふたりがドアから出て来たところを狙って殺害したと自供しました。返り血を浴びないよう雨合羽《あまがっぱ》を着て、軍手をはめてふたりを殺害。犯行後、その軍手の片方を、男性の背中に置いたということが自供から明らかになりました。

警察の判断だからといって常に正しいわけではありません。

解剖で疑念を抱いたら現場で検証し、わかったことはきちんと伝えなければ、亡くなられた方が無念でなりません。

軍手にそれを教えてもらった悲しい事件でした。

解剖前の儀式と手順

解剖前、ご遺体のまわりを1周歩きながら「あなたに何が起きたのか。教えてください、お願いします」とお声がけするのが私の習慣です。

まだ若かりし頃、ひとつの傷に集中し過ぎたことで、他の傷を撮影し忘れたという致命的なミスを犯してしまったことがあったので、その失敗を戒《いまし》めるため、最初に1周歩いて全体を把握することを心がけています。

1970年代の日本では、解剖のために体を開いていく時、喉元《のどもと》からまっすぐに切開していく正中《せいちゅう》切開が主流でした。

しかしイタリア留学で見た切開方法は、正中切開ではなく、鎖骨にそって切開していくY字切開が行われていました。

Y字切開には、ご遺体に着衣を身につけた時、解剖後に縫合《ほうごう》した首元の傷をご遺族に見えないようにするという配慮がありました。

帰国後は、私もY字切開で解剖を行うようになりました。

胸部から腹部へ、一旦おへそを迂回《うかい》して恥骨《ちこつ》上部まで一気に切開してからの解剖手順は世界共通です。心臓の次は肺といった順番で、各臓器の摘出は例外を除いて同一の手順で検査していきます。

たとえば心臓は、右心房から右心室といったように、血液が流れる順番に切開を加えて検査していくので、自分が執刀していなくても、解剖時の写真を見れば、各臓器の位置の異変や、どこに病変があるのか等はわかります。

私に解剖指導をしてくれた心臓専門の病理医師は「心臓はデリケートだから常に細心の注意を払いなさい」と厳しく教えてくれました。

そのおかげで、各臓器の中でも最も死因につながりやすい心臓をきちんと切り出せるようになりました。

臨床の手術同様、解剖においても様々な配慮が求められるのです。

葬儀直前、棺に入った状態での検死

警察捜査では病死とされた案件に殺人の疑いが出てきて、承諾解剖から司法解剖に切り替わったケースがありました。

警察からは「亡くなられた奥さんは、最近胸が痛いと言っていたそうなので、おそらく心臓病で亡くなったとは思うんですが、念のため解剖を前提で検死をお願いします」という要請が入った案件でした。

担当警察官によると、第一発見者は夫でした。

「夜遅くにパートから自転車で帰ってきた妻が、外階段をカンカンと上がってくる音を聞いた記憶まではある。でも朝起きたら、妻は亡くなっていた」と夫は証言していました。

奥さんを検死するため、警察署内の遺体安置所に行った時には、すでに棺《ひつぎ》に入っていた状態でした。

ご遺体を見た瞬間、左足首の上部が折れていることに気がつきました。

しかも足だけではなく、頭にも相当な傷が見受けられました。

担当警察官に骨折していた左足首について確認したところ「転んだんじゃないでしょうか」と言うのですが、転んだとしても、足が折れた状態で階段を上がれるはずはありません。

もしも自転車に乗っていた時に転倒して怪我を負《お》ったのであれば、怪我をしたまま自転車に乗って、その後に外階段をカンカンと上がって来たことになります。

ということは、夫が言っていることは明らかにおかしいわけです。

私は検視官にすぐに電話を入れて「ここで待っているから、すぐに来てご遺体を見てほしい」と伝えました。

駆けつけた検視官はご遺体を確認した途端「これは失礼致しました」と頭

を下げ、すぐに司法解剖となりました。

解剖したところ、奥さんの死因は急性硬膜下血腫《きゅうせいこうまくかけっしゅ》でした。

夫が帰宅した奥さんに暴力をふるい、足を踏んづけて骨折させ、頭を蹴り飛ばしたことによって、頭蓋骨《とうがいこつ》の下にある硬膜と脳の間に出血が起こって脳を圧迫した硬膜下血腫が死因だったのです。

まともにトレーニングを受けている警察官だったら、奥さんの傷の状態を見逃すはずはありません。

信じられないような話ですが、現場に立ち会った警察官は、事件になると面倒だから事なきを得たいという心理が働いてしまい、事件性はないと思い込んでしまっていたとのことでした。

検死、解剖には先入観を持ってはならないと、改めて気を引き締めさせられた事件でした。

単なる偶然か。それとも完全犯罪か

大学院に通いながら、東京都監察医務院で非常勤監察医をしていた頃、疑念の残った検死・検案がありました。

当時の日本は日本万国博覧会の開催等、高度経済成長期に入り、団塊《だんかい》ジュニア世代となる第二次ベビーブームを迎えていました。

そんなある日、マンションの8階から3歳の誕生日だった男の子が転落死した事故がありました。

立ち会った警察官いわく「この家は不幸続きなんですよ。この子にはお兄ちゃんがふたりいたんですけど、ふたりとも同じ3歳の時に亡くなっているんです。ひとりは一緒に買い物に行っていたお母さんの手を振りほどいて、線路内に走っていって列車にはねられました。もうひとりのお兄ちゃんも3

歳の時にスクランブル交差点に飛び出してしまい、車に轢《ひ》かれて亡くなっているんですよ」と眉《まゆ》をひそめたのです。

3歳になった途端、3人の子どもが次々と事故で死亡。過去に亡くなったふたりの子どもには、多額の保険金がかけられていて、すでに支払われていたことも警察から聞きました。

これは単なる偶然の事故なのか。こんな悲しい偶然が三度も続くのかという疑念を抱きました。

検死・検案した結果、死因は転落による脳挫傷《のうざしょう》でした。もちろん転落するまでに何が起こったのか。何がきっかけで転落してしまったのかは、検死だけで明らかにすることはできません。

しかしなぜ転落してしまったのか、きちんとした捜査が行われなければ、他殺か事故死なのかを決定することはできないので、その日のうちに死体検案書を書くことができませんでした。

仮に積極的な殺人ではなかったとしても、もしかしたら子どもが転落してしまうように誘導した可能性もゼロではないからです。

死体検案書がなければ、火葬・埋葬の許可は下りないので、警察からは提出の催促が来ましたが、私は提出を一旦保留にしました。

そして上司に相談した上で、担当所轄の署長には「3人の兄弟の死に関連性がないかどうか。さらには保険金殺人の可能性がないかどうかの捜査もきちんとお願いします。その結果がわかり次第、死体検案書を書きます」と伝えました。

ご遺体を検死・解剖することによって死因を明確にし、死に至ってしまった過程を解き明かすのが監察医、法医学者の仕事です。

ただし、犯罪を捜査する捜査権や被疑者《ひぎしゃ》を拘束《こうそく》する逮捕権はないので、あとは警察に託《たく》すしかありません。私にできることはそこまででした。

1週間後、警察署長から捜査はしたものの関連性はなかったという直筆の報告書を受け取り、やむをえずでしたが死体検案書を提出しました。

そのまま事故として処理され、現在に至っていますが、あれは本当に事故だったのだろうか。もしかしたら保険金目的の連続殺人だったのではないだろうか。今でも思い出すことがあります。

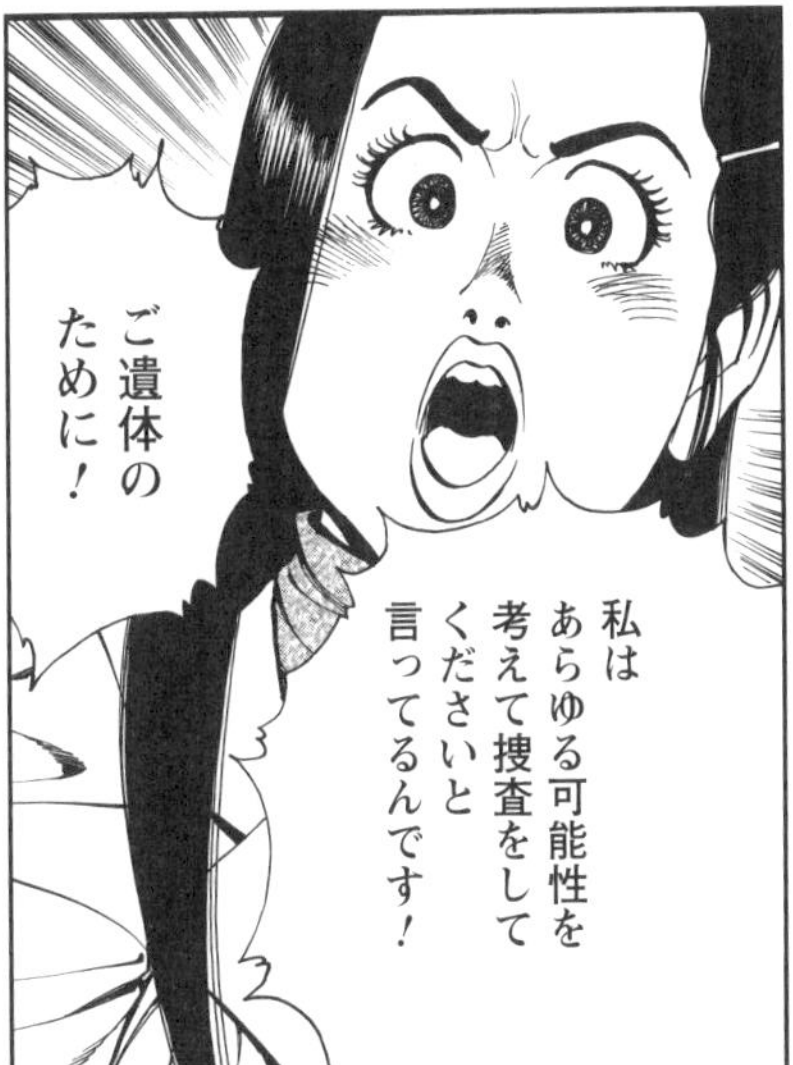
私はあらゆる可能性を考えて捜査をしてくださいと言ってるんです！
ご遺体のために！

「バイトマーク」から犯人逮捕

性犯罪事件等では「噛《か》み付き癖《くせ》」を持っている犯人がいます。

私達法医学者は、噛み付いた跡を「バイトマーク」と呼んでいて、性的フラストレーションが溜まっている犯人に、多く見られる傾向と受けとめています。

愛し合っている証《あかし》とされるキスマークは、皮膚を吸引することによって現れる跡ですが、バイトマークは噛んだ後に強く吸引していることが多いので、歯型だけではなく皮下出血も起きています。

指紋《しもん》やDNA等のように、歯型から個人の特定につながる可能性もあり、過去には米国でも、殺人事件でご遺体に残された唯一の手がかりだったバイトマークから、犯人逮捕に結びついた事例もありました。

日本では被害者が加害者につけたバイトマークによって、犯人逮捕となった強姦未遂《ごうかんみすい》事件がありました。

被害に巻き込まれた外国人女性が、加害者の腕を強く噛んで抵抗したため、現場から逃走した犯人の腕が化膿《かのう》し、バイトマークが消えずに残ったことで、それが証拠となって逮捕されたのです。

また子ども虐待によって、バイトマークが残る場合もあります。このケースの加害者のほとんどは親です。

私が見てきたケースでは、女の子の乳房や外陰部《がいいんぶ》にバイトマークがあったら父親、男の子の性器や肩口にバイトマークがあれば母親であるといった傾向が見受けられました。

普段は服を着ているので、気づきにくいものですが、噛みつかれた子どもにとっては恐怖でしかありません。

バイトマークの歯列は、歯医者さんで歯型をとる時に使用する粘着性のあるペースト状の材料を口に入れればすぐに確認できます。より簡易的なものなら、犯人にチーズを噛ませても、歯型を取ることはできます。

噛んだ部分には唾液《だえき》も付着しているので、その部分を採取できればＤＮＡ鑑定も可能です。

法医学には歯科学を専門とする歯科法医学（法歯学《ほうしがく》）という分野もあります。歯列の形状から身元確認といった個人識別だけではなく、歯の状態から年齢やライフスタイル、習慣等を推察することもできるのです。

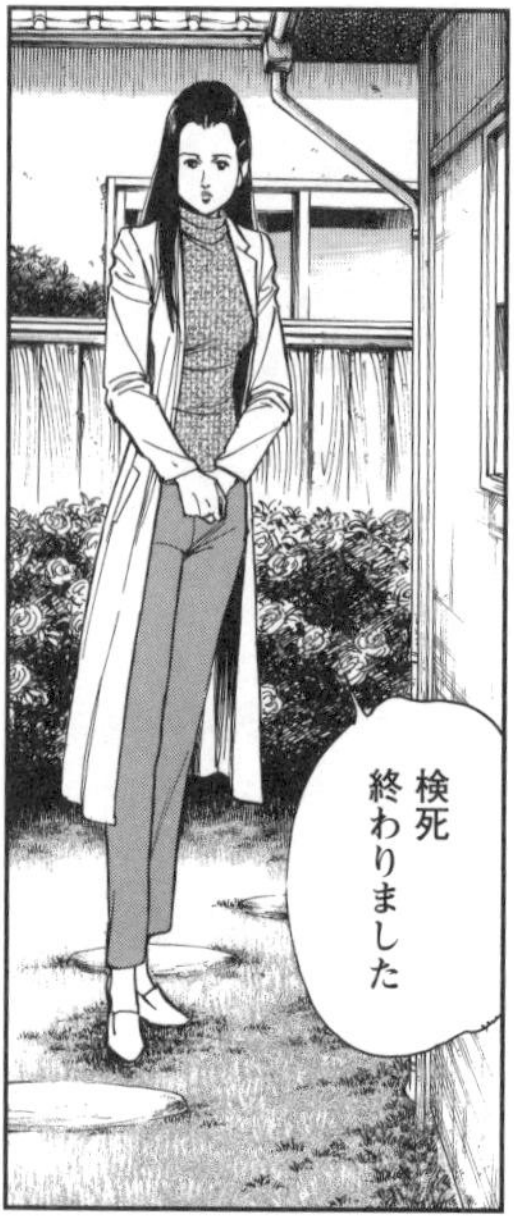

人間はなぜ死臭を発生するのか？

ご遺体からは死臭《ししゅう》が発生します。私の言う死臭とは、いわゆる腐敗臭とは異なり、ガン細胞が壊死《えし》した時に発生するにおいとも異なり、ものすごい短時間のうちに細胞が壊れていく時のにおいのことです。

このにおいは亡くなってからさほど時間が経っていなくても発生し、人間等の高等動物が共食いを防ぐために、本能的に嫌なにおいと感じられるようにできている気がしています。

仲間が死んだ時のにおいとして記憶に残るような、一度嗅いだら忘れられないにおいを、私は死臭と捉えています。

私達の体は生きている間は、すべての細胞に自爆装置の安全ピンが入っているかのような状態です。死を迎えるとそれぞれの組織細胞で、時間差はありますが、ピンが抜けた状態となり自爆していきます。その崩れた細胞を食べるバクテリアが繁殖《はんしょく》することで組織は損壊《そんかい》して白骨化し、いずれ白骨も風化していきます。この一連の流れからも、高等動物は共食いを防ぐために死臭を発し、土に還《かえ》ろうとする本能があると感じています。

日本では葬儀・火葬をしてからお墓へ納骨するのが一般的ですが、ヒマラヤ山脈の北側に広がるチベット自治区では、他の生命に肉体を与えることが最上の供養であるとされている「鳥葬《ちょうそう》」という葬儀があります。

ご遺体を山の岩の上等に設置された鳥葬台に置き、ハゲタカ等がついばみやすいように肉体は細かく断裁され、余さず食べつくしてもらうことで肉体は浄化《じょうか》されるという考え方です。

現在の日本では、刑法第190条「死体損壊等罪《したいそんかいとうざい》」に抵触してしまうため、鳥葬を行うことはできません。ただ、土に還《かえ》るという観点では、高等動物の本能に従っているとも言えます。

「法医昆虫学」死臭を察知する虫の特性

イエバエ、ニクバエ、クロバエ等、日本国内だけでも約3千種も生息していると言われているハエは、死を迎えた人間や動物の細胞変化を嗅《か》ぎ分ける能力を持っています。

その嗅覚《きゅうかく》は豚や犬の比ではない程にすぐれていて、ご遺体や動物の死骸《しがい》のにおいを約30秒以内に察知し、近づくとすぐに卵を産みつけます。

放置されたご遺体や動物の死骸に、蛆《うじ》がわくのはそのためです。

1匹が一度に産み付ける卵の数は百個前後で、卵から孵化《ふか》して蛆になるまでには1日程度かかります。

多湿で気温20〜30度の状況下では、蛆は1日約1㎜ずつ、気温30〜35度という状況下であれば、1日約2㎜ずつ成長していきます。

実際、夏場の解剖では、高温多湿による腐敗現象と、蛆がわいたことによる死後の損壊が起きていないご遺体のほうが珍しいのが現状です。

こういった昆虫の特性を利用し、死後経過時間等を見極めていく「法医昆虫学」という分野があります。

法医昆虫学は１９８０年代、米ＦＢＩの研究所やハワイ大学等で研究が始められ、犯罪捜査でも実際に活用されています。

ハワイのように気温も湿度も一定している地域では、蛆の計算式は当てはめやすいのですが、四季があり、地域によっても気温差のある日本では、シチュエーションを加味する必要があります。

解剖では、発見時の蛆を採取してホルマリンに入れておき、ご遺体が発見された地域における直近の天気予報で、温度と湿度も確認しておきます。

仮に蛆の長さが４㎜だった場合、真夏の都内で気温30~35度といった暑い日が続いていれば、孵化で１日、成長速度が１日２㎜という条件になるので、

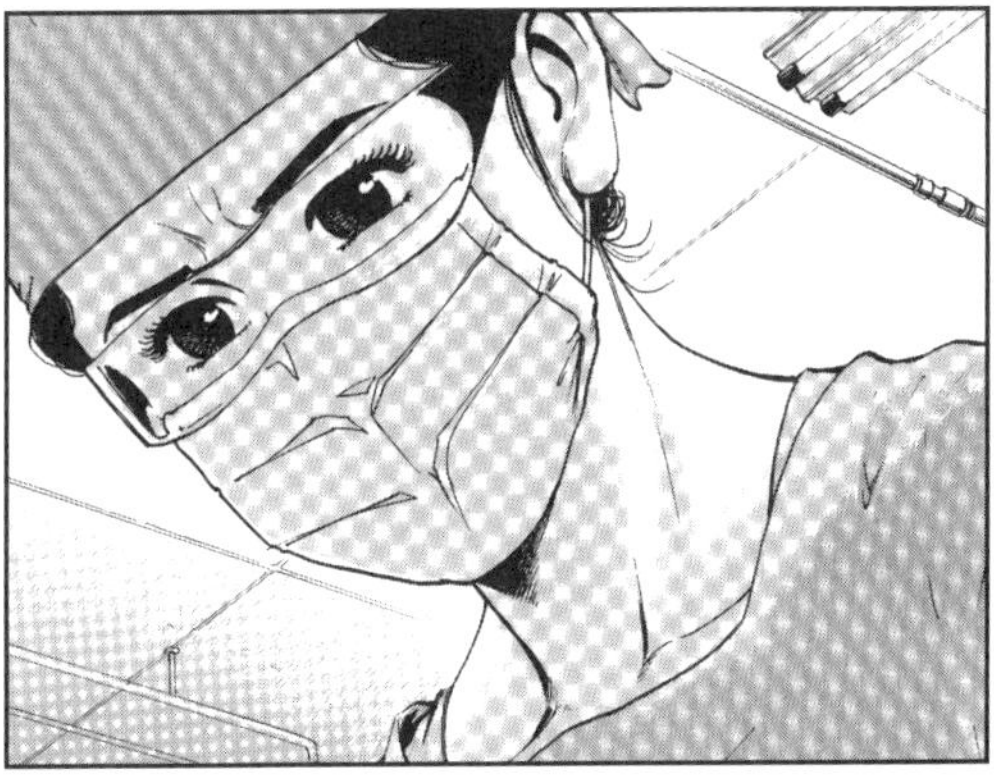

孵化1日＋2日＝死後3日経過と見当がつきます。
気温30度未満であれば、孵化で1日は変わりませんが、成長速度は1日1㎜になるので、孵化1日＋死後4日＝死後5日経過と予測できます。
死後経過時間が3日と5日では大きな差であり、正確な死亡推定時刻までは読めなくても、殺人事件であればアリバイが崩れる可能性もあるわけです。
ご遺体に水分がある時に発生した蛆は、蛹《さなぎ》から成虫のハエになっていく過程を何代も繰り返していきます。その過程を何代繰り返したのかも、蛆を観察することで推測できるのです。

ご遺体が乾燥した状況になっていくと、昆虫の種類が変わり、カツオブシムシが発生します。

カツオブシムシとは名前の通り、カツオブシにつく昆虫で、乾いたタンパク質を好みます。

仮にアパート等で孤独死した状態でカツオブシムシが発生していたら、死後約3カ月は経過しているといった具合に推測できるわけです。

屋外にご遺体が放置された場合は、昆虫だけではなくハクビシンやタヌキ等の動物も関連してきます。

このように法医学では、人間に起こる変化だけではなくて、季節や気候はもちろん、昆虫、植物、動物等の生態も考慮していく必要もあります。

日本にも法医昆虫学を学び、研究しているふたりの女性法医学者がいます。

法医昆虫学は、警察の科学捜査研究所にも導入されています。

第二章

世間を震撼《しんかん》させた重大事件

トリカブト保険金殺人事件

お茶を点《た》てる道具さえあれば、どこでもお茶を楽しむことができる「野点《のだて》」。野外の茶会とも言いますが、法医学の世界でも屋外で解剖を行う、いわば「野点の解剖」をせざるをえない時があります。

それは解剖室が無い離島等です。

琉球大学に赴任していた3年間では、野外に即席の解剖場所を設置した野点の解剖を数多く執刀しました。離島では病院はあってもひとつだけで、解剖室がないことは珍しくはないのです。

今日は宮古島《みやこじま》、明日は石垣島《いしがきじま》、さらに南大東島《みなみだいとうじま》で事件が起きたとなれば、検視官とともにそのままチャーター便のセスナで向かったこともあり、悪天候となれば、島に足止めされることもありました。

飛行機に乗る時は布製の道具入れに解剖器具をひとくくりにまとめて、ホルマリンを入れた瓶《びん》と、500mlの血液が入る瓶を持参しました。

通常の解剖で採取する血液は200ml程度ですが、野点の解剖では再解剖ができないので、普段採取する血液より多くの血液を採取し、サンプル試料として保存していたのです。

血液は遠心分離機にかけ、血清《けっせい》に分けて冷凍保存しておけば、後から薬物検査等もできるためです。

すぐに死因がわかれば問題はないので

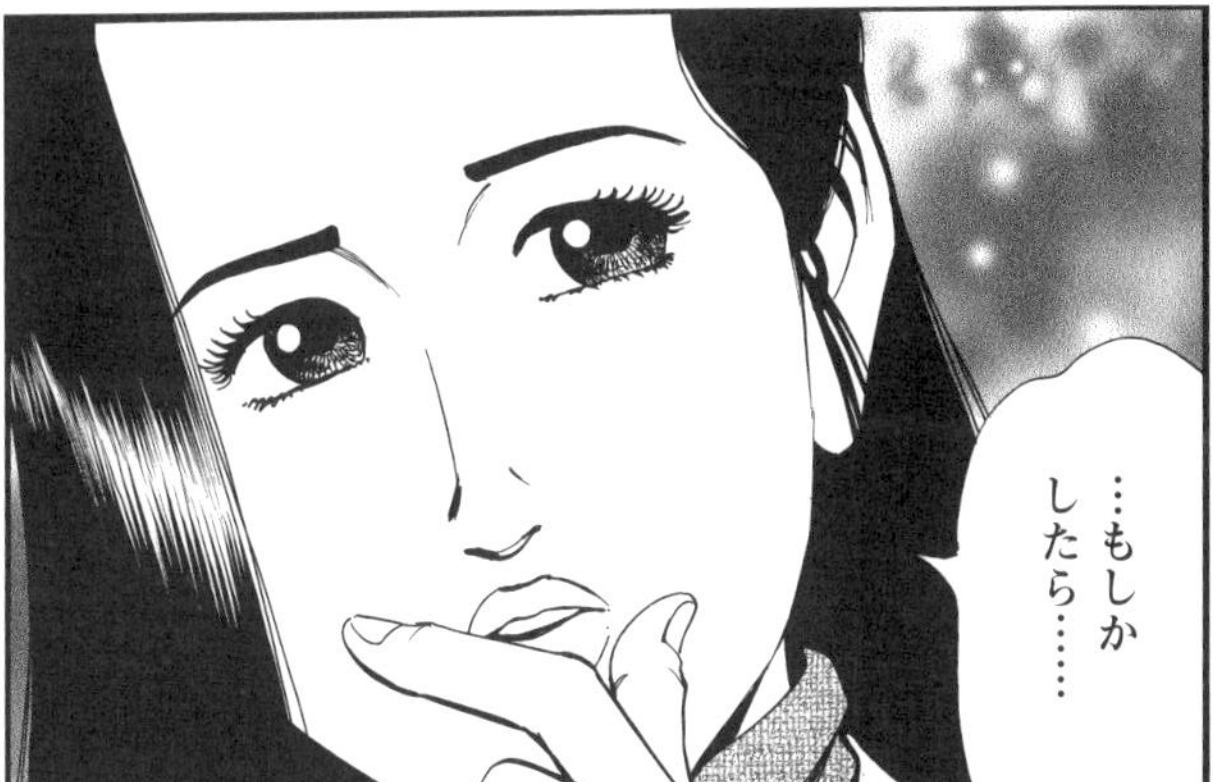

すが、後に再検査が必要となった場合、火葬してしまった後では、検査分析するための試料がなければ対応できません。

警察署内の駐車場等を使用できるのはまだいいほうで、小さい島では海岸等、水はけのいいところにテントを張り、水がない場合は消防車や給水車にスタンバイしてもらい、検視官に助手としてサポートしてもらいながら解剖を行っていました。

東京都監察医務院へ赴任することになった1985年、この野点解剖のノウハウを後任にまるごと引き継ぎました。

翌1986年、石垣島のホテルで女性（当時38歳）が突然痙攣《けいれん》を起こし、搬送先の病院で急死した解剖の要請が、琉球大学に入りました。

この女性の解剖を担当したのが、琉球大学医学部法医学教室助教授の後任だった大野曜吉《おおのようきち》氏（現・日本医科大学名誉教授）でした。

大野氏は当初、死因を急性心筋梗塞《きゅうせいしんきんこうそく》としたものの〝ある疑念〟を持っていたため、通常より多く保存していた血液を使って薬毒物検査を始めました。

毒物による中毒死の場合、解剖によって判断できる薬毒物は、ごく一部だけです。薬毒物の化学的検査は、髪の毛や尿からも検出できますが、血液からが最も検出しやすいのです。

しかも毒物検査は、すべての毒物を一気にできるわけではなく、各毒物を系統だてて少しずつしか検査することができないので、それ相応の検査試料が必要となります。

大野氏は疑問を持つと最後まで徹底的に調べ上げる研究者だったので、組織学的にも体内に特徴が残らない毒物とは一体なんだろうと考え続け、様々な可能性を潰《つぶ》していった結果、血液から毒草トリカブトに含まれるアコニチンを検出したのです。

大野氏の執念が、巧妙に仕組まれたトリカブト保険金殺人事件を解決に導いたのでした。

東京・埼玉連続幼女誘拐殺人事件

ご遺体の死因を特定するために検死・解剖させて頂く時、最初に行う基本中の基本は、死後に現れる死体現象を詳細に検査し、考察することです。

とりわけ死斑《しはん》は、死亡推定時刻だけではなく、亡くなられた時の状態、亡くなられた後の状態をも明確に伝えてくれます。

1988年から翌年にかけて、宮崎勤《みやざきつとむ》元死刑囚（2008年6月死刑執行）が起こした東京・埼玉連続幼女誘拐殺人事件では、死斑の発見が捜査の進展に寄与《きよ》したことがありました。

まだ犯人が特定できていなかった頃、捜査に行き詰まっていた警視庁と埼玉県警の捜査官が、被害に遭《あ》った子どもの死体現象を見てほしいと、当時私が勤務していた杏林大学医学部法医学教室にやってきました。

捜査関連写真が机に並べられた時、不思議なことに、約3百枚あった写真の中から4枚だけがスーッと浮いて見えてきました。まるで亡くなった子が「ここを見て！」と言っているかのような感覚でした。

ハレーションを起こして白くぼやけていたり、角度的にも見えにくい写真でしたが、4枚の写真をそれぞれ注意深く見ていくと、臀部《でんぶ》の死斑が写っていることがわかりました。

その死斑は〝あるところ〟に死後2時間以上座らされていたことを示していました。お尻の下にあったであろう凸凹《でこぼこ》部分が白く浮き出ていたのです。白く浮き出た部分からは、2文字のアルファベットを読み取ることができました。

警察がすぐに調べたところ、ある車種の助手席に張ってあったラバー部分にその2文字があることを突きとめました。

死体現象として現れていた死斑がきっかけで、犯人の車種特定につながったのです。

　これまでに解剖させて頂いたご遺体の中には、自殺と見せかけるために偽装工作をした殺人事件もありました。

　仮にそういった犯人の思惑があったとしても、ご遺体に対しては常に先入観を持たず、客観的に死斑を見極めることが、検死・検案の基本です。

　今は自動車ナンバー自動読み取り装置（Nシステム）や防犯カメラ等もあり、犯人を特定しやすい要素は増えています。

　しかし様々な経験を積めば積むほど、基本に戻ることが大切だと、亡くなってしまった子が教えてくれていたような気がしています。

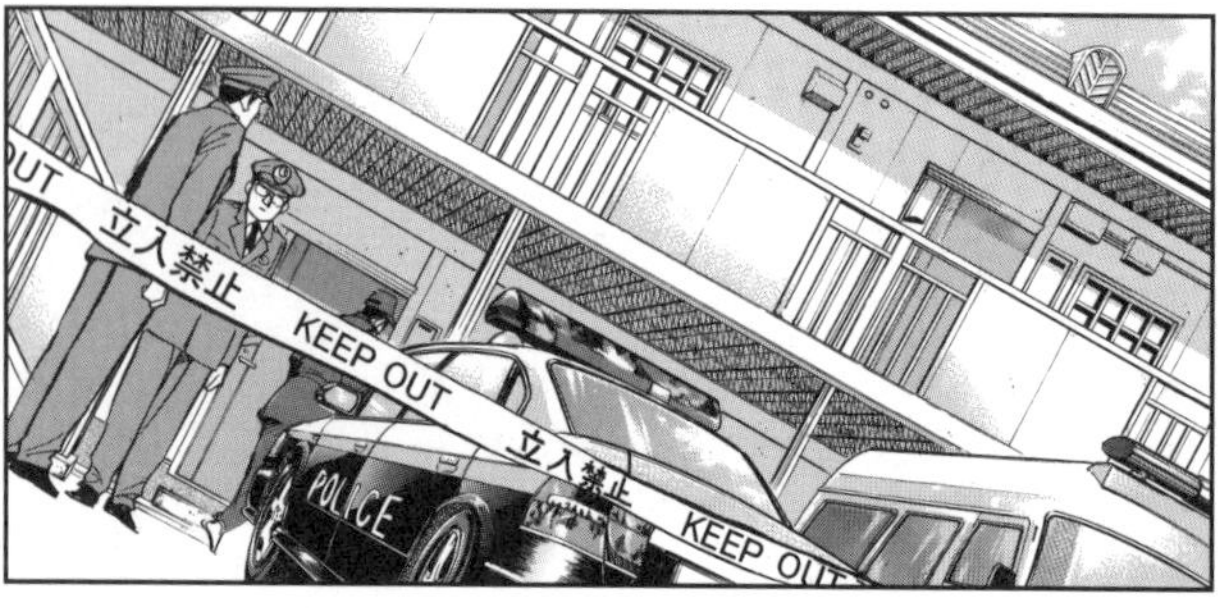

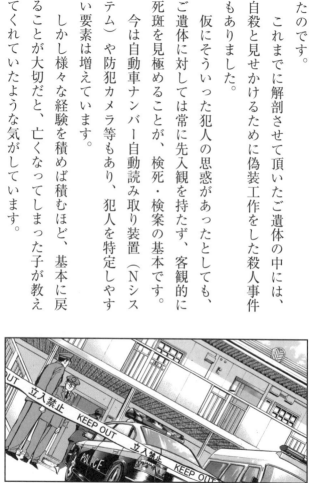

坂本堤弁護士一家殺害事件

犯人の自供内容に、ご遺体を遺棄《いき》した「時期」と「場所」が出て来た場合、そのふたつの情報からご遺体の状態がどうなっているのか、ある程度の予測を立てることができます。

1989年11月4日未明に発生した坂本堤《さかもとつつみ》弁護士一家殺害事件がまさにそうでした。事件発生から5年10ヵ月後となった1995年9月6日。オウム真理教問題に取り組んでいた坂本弁護士（当時33歳）は新潟県の山中、奥様の都子《さとこ》さん（当時29歳）は富山県の林道脇で発見されました。しかし当時1歳だった息子の龍彦《たつひこ》ちゃんの捜索は、難航していました。

実行役だった岡崎一明《おかざきかずあき》・元死刑囚（2018年7月死刑執行）は逮捕後、事件を起こした年の11月中旬頃、長野県の標高500m以上の湿地帯に穴を掘って、龍彦ちゃんを埋めたと自供していました。

自供内容にあった時期と場所が事実であれば、高度な腐敗現象が起こることはありません。腐敗化しやすい条件とは、地上で高温多湿でバクテリアが発生しやすい状況下においてです。

死亡後に自分自身の細胞が壊れ、そこにバクテリアの増殖が加わって有機物を無機物に変え、腐敗化した後、徐々に白骨化していくのです。

11月半ばは低温。標高500m以上であれば温度は一定。しかも空気に触れない湿地帯の地中という状況下であれば、屍蝋《しろう》化が起こるはずです。

屍蝋化とは、端的に言えば石鹸《せっけん》化した状態で、低温の水の中、あるいは土の中といった空気が遮断された特殊な状況下で起こります。

湿地帯のような粘土質《ねんどしつ》の土中にご遺体があれば、腐敗は進行せずに生ハム状態となった後に石鹸化していき、石膏《せっこう》のような状態になっていきます。

1995年9月、長野県の山中で、龍彦ちゃん捜索の陣頭指揮をしていた検視官は、警察大学校で教鞭《きょうべん》を取っていた時の教え子でした。

報道等では、龍彦ちゃんは体が小さい上に、腐敗してしまっているため発見できないのではないかといった情報も錯綜《さくそう》していました。

捜査本部から意見を求められていた私は、自供に間違いがなければ、龍彦ちゃんは屍蠟化したそのままの状態で見つかりますと伝えていました。

私の教え子は「自分の師匠が、絶対そのままの状態で見つかると言っている。だから信じて捜索しよう」と現場を鼓舞《こぶ》し、捜索から5日目、前日に掘った場所から約1m横の場所を掘り、ついに龍彦ちゃんを発見しました。

龍彦ちゃんはそっくりそのまま、屍蠟化した状態で見つかったのです。

私達専門家は報道番組等からコメントを求められる立場でもあるのですが、間違った見立てをしてしまうと、現場の最前線で働いている警察官たちの捜査方針にも影響が出てしまう可能性もあります。

予測だとしても不確かなことは言えません。責任は重いのです。

東村山警察署旭が丘派出所警察官殺害事件

東京都清瀬市にある派出所内で警官が殺害され、携行《けいこう》していた実弾5発入りの拳銃が革製ホルダーごと強奪される事件がありました。

1992年2月14日に発生した、東村山警察署旭が丘派出所警察官殺害事件です。午前3時20分頃、ふたりの警官が勤務していた派出所に、近所で空き巣が起きたという通報が入り、ひとりの警官が出て行きました。この事件は、派出所内に警官がひとりだけになった隙《すき》を狙った大胆な犯行でした。

事件現場となった派出所内には、防犯カメラは設置されていませんでしたが、机上に地図が広げられていたことから、犯人は道を尋ねるふりをして派出所に入ってきたと捜査本部は見ていました。

警察からの要請を受けて司法解剖したところ、警官の手には抵抗した際にできる防御創《ぼうぎょそう》はありませんでした。

まず驚いたのは、ナイフの刺し方でした。首の真横から気道に対してナイフが水平に入っていたのです。水平にナイフが入ると気道は蓋《ふた》をされたように塞《ふさ》がれてしまうので、声を出せなくなってしまったことが想像されました。それまでの解剖でも見たことのない刺創《しそう》でした。

刺創の形状と寸法から犯人は右利き、凶器はジャックナイフだと割り出しました。

折りたたみ式で海軍ナイフとも呼ばれるジャックナイフは、殺傷等の犯罪に結びつきやすいことから、当時はすでに持ち運びも売買も銃刀法で禁止されていました。

ただ一部のナイフマニアや、限られた職種の人たちなら所持している可能性はありました。

事件後、この現場には何度も足を運び、解剖結果と事件が起こった時の現場の状況をシミュレーションしました。

そこでわかった犯人の一連の動きは、地図で道を調べるために下を向いていた警官の帽子のつばを跳ね上げた直後、座った状態の警官の首を真横からナイフで水平に一撃。床に滴下血痕《てきかけっこん》がなかったことから、おそらくナイフの取っ手にはタオル等が巻かれていて、血液が床に落ちるのを防いでいたと思われました。

そしてナイフを刺した状態のまま、後ろの部屋に警官を連れて行き、自分に飛沫血痕《ひまつけっこん》がかからないよう壁に向かってナイフを抜き、さらに胸を一撃したと考えられました。

ナイフの使い方からも、よほどの訓練を受けた者でなければできない、あまりにも手際が良すぎる犯行です。

こういった訓練を受けた人物像は、軍関係の特殊部隊、傭兵《ようへい》経験者、もしくは元自衛隊。また当時はオウム真理教がロシアにも活動拠点を持っているというニュースが出ていたこともあり、ロシアでこうしたトレーニングを積んだ人物ではないかという可能性も考えられました。

事件後、同様のジャックナイフを購入した人物がひとり浮上しましたが、捜査はそこで行き詰まりました。

以降、拳銃を使った事件が起こるたびに、強奪された拳銃が使われたのではないかとハッとしましたが、現在のところ使用された形跡はありません。

2010年4月27日に「刑法及び刑事訴訟法の一部を改正する法律」が施《し》行《こう》されたことにより、殺人罪などの公訴時効が廃止され、凶悪な重大犯罪未解決事件は時効が撤廃《てっぱい》されました。

そのため現在は、どれだけ時間が経過しても犯人が生存していれば、処罰できるようになっています。

しかしこの事件は、2007年2月14日に時効を迎えていたので、未解決事件となってしまったのでした。

井の頭公園バラバラ殺人事件

世間を震撼《しんかん》させた井の頭公園バラバラ殺人事件は、1994年4月23日に発覚しました。

被害者が付近に住んでいた男性（当時35歳）だったことは判明しているのですが、犯人も犯行動機も不明の未解決事件となっています。

特筆すべきは、死因特定につながる人体部分は、何ひとつ見つからなかったことです。

解剖によって死因を特定するためには、頭部と内臓を丹念に調べていく必要があります。被害者男性の手と足は発見されたのですが、ご遺体は損壊《そんかい》されていたため、首から上と体の中身は発見されませんでした。

しかも身元を特定するために必要となる指紋は、ハサミで切り取られ、見つかった身体部分は血抜きされた状態で、すべて22㎝という均等な長さに切りそろえられていたのです。

この22㎝には理由がありました。井の頭公園に設置されていたゴミ箱の円形入り口から、引っかからずに入る奥行きサイズと一致していました。

仮に22㎝以上あれば、円形入り口で引っかかってしまい、スムーズにゴミ箱に入らなかったのです。太い大腿部《だいたいぶ》も同じ長さにされた上で、円形入り口の直径内に収まるよう、皮膚を削っている程の徹底ぶりでした。

事前に遺棄《いき》する場所の直径と奥行きを調べていたことも含め、間違いなく計画的な犯行でした。

解剖を進めていくうちに、何人もの手によってバラバラにされている構図も見えて来ました。

最初は丁寧に骨を切っていたものの、途中からは慣れて来たのか、ある程度刃を入れたらパカッと割っている。まるで学習しているかのような形跡も見受けられました。

異臭が出ないようパッキングも念入りで、担当警察官によれば、キムチ等を梱包《こんぽう》する方法だそうで、ビニールをかけて、ねじって、ひっくり返してまたねじるといった状態でした。

おそらく水はけのいいところで、切る者、血抜きする者、パッキングする者といった複数の人間が介在していると思われました。

こうした誰もが忌《い》み嫌うであろう作業を、ひとりではなく粛々《しゅくしゅく》と集団で完遂したということは、マインドコントロールが絡《から》んでいるのではないかと感じました。

被害者の自宅近くに位置している井の頭公園は、桜の名所としても知られています。

都民の憩《いこ》いの場を入念に調べ、そこに遺棄している事実からも、見つかっても構わないという明確な意志も感じられました。

これは何かの見せしめではないのか。もしかしたら誰かと間違われた〝人違い殺人〟なのではないかという疑いすら持ちました。

捜査上でも、被害者には誰かに恨みを持たれていた可能性や宗教的な背景も出てきませんでした。

実はこの事件が発覚する前、熊本県内でも似たようなバラバラ事件が起きていました。

熊本大学の教授に電話をして、事件の特徴を確認したところ「バリを見なさい」と言われました。

バリとは刃の特徴のことで、人間で言えば指紋にあたります。損壊にノコギリを使っているのであれば、バリの目の形が出ているはずだから、刃物の特徴を見ればどこで購入したのかがわかるということでした。

事件当時は、オウム真理教の脱会信者に対して弁護団が組織されたことが報道され始めていた頃でした。

捜査本部には、解剖結果の報告とともに、これは人違い殺人の可能性もあるという疑念についても話しました。

オウム真理教の脱会を図った人がいて、それを粛清《しゅくせい》しようとした教団が、被害者を間違って殺害してしまったのではないかという仮説も含め、とにかくあらゆる可能性を考慮する必要性があると伝えました。しかし「オウム真理教はそこまでやりませんよ」と広域捜査には至りませんでした。

その後、1995年1月17日に阪神・淡路大震災が発生。それから約2カ月後となる3月20日、地下鉄サリン事件が起きてしまったのです。

地下鉄サリン事件後、井の頭公園バラバラ事件の話をもう一度聞かせてくれと警察庁が飛んで来ましたが、2009年4月23日午前0時に公訴時効となり、未解決事件となってしまいました。

こんな残忍で手際の良い犯人とは、一体誰なのか？　今現在、名乗り出て来た人間はひとりもいません。

新宿歌舞伎町ビル火災

日本最大の繁華街とも称される東京都新宿区歌舞伎町。雑居ビルが居並ぶ中、地上4階、地下2階建てのビルで火災が発生し、44名もの若い命が奪われた事故がありました。

2001年9月1日未明に発生した新宿歌舞伎町ビル火災です。出火時刻にビルから立ち去る不審な人物がいたとの目撃情報もあり、出火原因は放火と見られていますが、いまだ明らかになってはいません。

事故後、火災が起こった直後に取るべき行動を啓発することを目的としたテレビ番組に携《たずさ》わりました。番組では、火災によってビル内で何が起きていたのかを検証するため、日本テレビ、消防大学校、杏林大学が連携し、3パターンの家に動物を置いた状態で実際に火災を起こして、室内温度、一酸化炭素、青酸ガスや酸素濃度等のデータを収集し、分析しました。

実験から、火災が起きた直後に発生した青酸ガスは、部屋の上部に溜まってくることがわかりました。そのため立っていた状態の人が次々に青酸ガスと一酸化炭素を吸ってしまい、多くの犠牲者が出てしまったのです。

店内の低い部分、床から約30㎝程度のところには、青酸ガスと一酸化炭素が回ってこなかったことが判明し、そこで酸素を確保できることも実験で実証できました。

古民家のような日本家屋で火災が起きた場合は、一酸化炭素しか発生しません。しかし近年は建物の内装や家具にも、燃えにくい性質とされる「難燃《なんねん》性《せい》ポリマー樹脂」が使用されています。

難燃性ポリマー樹脂は、燃焼速度は遅いものの窒素《ちっそ》化合物なので、一旦燃え始めてしまったら強烈な青酸ガスを発生します。青酸ガスは低濃度であっても、数分で致死量に達します。

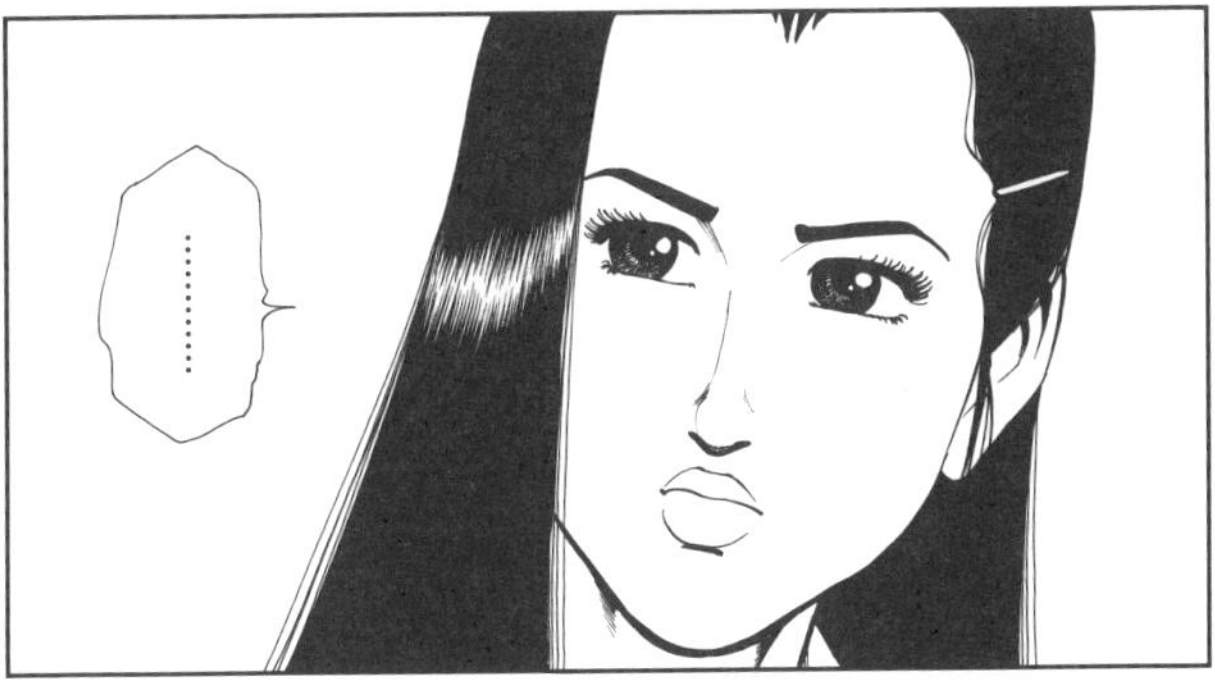

火災現場等で青酸ガスを吸ってしまうと、急性青酸ガス中毒と急性一酸化炭素中毒を併発し、短時間で死に至った後、高温に体がさらされます。

熱傷にも熱や煙の吸入により生じた呼吸器系の「気道熱傷」と「外表熱傷」があるので、同じフロアにいたとしても、火元に近かった人と火元から離れている人では、亡くなり方が異なることもあります。

解剖してみると一目瞭然で、心臓内の血液が鮮紅色《せんこうしょく》になっている場合は、一酸化炭素が含まれている時の特徴です。

気道熱傷が先行した場合は、呼吸できない

まま窒息してしまい、一酸化炭素を吸うことはないか少ないので、心臓内の血液が鮮紅色になることはありません。

もしも建物内で火災が発生した場合、青酸ガスや一酸化炭素は空気よりも軽いため、上方向に上がっていくので、高いところへ移動するのは危険です。とくに階段はガスにとって煙突のように煙が移動する空間になってしまうので、仮に同じフロア内で逃げる時は、低い位置もしくは階下への移動を心がけてください。

やむをえず上のフロアにしか逃げられない場合は、体勢を低くした状態で、青酸ガスや一酸化炭素が溜まっていない壁と床の境目にある空気を大きな透明のビニール袋に溜め込み、それをかぶれば視界も確保でき、呼吸を繋《つな》ぎながら避難できます。

今後、避難訓練を行う場合、こういったガスの知識や特性も取り入れていく必要性を感じています。

第三章

悲嘆《ひたん》のケア
ご遺族と向き合う

父が家族に残した最期のメッセージ

心筋梗塞《しんきんこうそく》でお亡くなりになった70代男性。解剖してみると、においを嗅《か》ぎ分ける嗅神経《きゅうしんけい》に外傷性の壊死巣《えしそう》が見受けられ、神経自体が崩れていました。

そのため男性は、過去に頭部を強打しているはずだと推察されました。

解剖後、奥様が所見を聞きにいらした折「旦那さんはある日突然、においがわからなくなったと言ってませんでしたか？」と尋ねてみると「その通りです。６年程前からです」とのことでした。

聞けば６年前、旦那さんは歩行中に右折車両に跳ね飛ばされ、後頭部を強打されていたというのです。察するに後頭部を強打した時に、衝撃部の反対側に脳挫傷《のうざしょう》が生じる反衝損傷《はんしょうそんしょう》（対側打撃）を負って、前頭葉《ぜんとうよう》の底面にある嗅神経が崩れてしまったのです。

しかし交通事故の顛末《てんまつ》は、ＣＴ検査で異常無し。嗅神経は前頭葉の底面、頭蓋骨《とうがいこつ》内面に接しているので、ＣＴ検査では撮影されにくい場所にあるからです。また事故を起こした相手が若い方だったので、何の請求もされなかったとのことでした。

においがわからなくなった当時、耳鼻科では原因不明の突発性嗅覚障害という診断を受けていたこともわかりました。

旦那さんは、茶葉を選定するお仕事に従事されていました。日本茶、紅茶、烏龍茶等、あらゆる茶葉の香りを嗅ぎ分け、飲んで選別されていた方でした。でもある日、茶葉の香りがまったくわからなくなってしまったことで、その職を離れていたのです。

普段の生活だけでなく、仕事の生命線とも言える嗅覚を失ったことの悲しみたるや。その気持ちを推《お》し量《はか》ると、とても残念でなりませんでした。

私は奥様に「6年前の事故だとしても、しかるべき補償はあってもいいと思います」とお伝えしました。交通事故による損傷で、転職を余儀《よぎ》なくされたことに対する補償を受けられる権利があると思ったからです。

東京都監察医務院では、解剖記録と死体検案書を永久保存しているので、ご遺族からの要請があれば、それらを元に裁判で必要となる意見書や鑑定書を出すことが可能です。

旦那さんからの最期のメッセージを受け取られた奥様は「息子と話し合ってみます」と言い、後日改めて東京都監察医務院にいらっしゃいました。

補償に関しては、過ぎたことなので望まれないとのことでしたが、職を変えざるをえなかった要因がわかったことに対しては、奥様も息子さんも感謝してくださいました。

頭部を打撲した場合、直後はたいしたことはないと感じても、その後に何かしら異変が起こることもあります。

解剖しなければ真実がわからなかった事例でした。

「心不全」は死因ではない⁉

芸能人や著名人等の訃報《ふほう》記事では、死因は「急性心不全」と発表されることがあります。しかし心不全は死因でも病名でもありません。

死因とは、あくまでも死に至った〝原因〟のことです。不全とは、活動や機能が完全ではないことを意味しているので、心臓や肺が機能していないのは、死そのものの状態であり〝結果〟に過ぎません。

日本における死因分類の歴史は1875年の明治8年にさかのぼり、1995年からは、WHO（世界保健機関）加盟国で疾病《しっぺい》等の分類を共通化したものを適用したため、厚生省（現厚生労働省）が死体検案書（死亡診断書）の様式を改訂し、現在の形式となっています。

最たる変更点は、死亡の原因欄に「疾患の終末期の状態としての心不全、呼吸不全等は書かないでください」と明文化されたことです（P27表参照）。

さらに「最も死亡に影響を与えた傷病名を医学的因果関係の順番で書いてください」ともあります。端的に言えば、死亡を直接引き起こした「原死因」をきちんと調べてくださいということです。

「心不全」と明記できなくなったことで、心疾患関連による死亡者数は、1993年から1995年にかけて、一時的に減少していきました。

これは死因不明なものを、心不全としていた事例がいかに多かったのかということを示しているとも言えます。

心不全となる要因には、狭心症《きょうしんしょう》、心筋梗塞《しんきんこうそく》、大動脈瘤《だいどうみゃくりゅう》等、心臓に連結した血管の病気と、心筋症《しんきんしょう》、心房中隔欠損症《しんぼうちゅうかくけっそんしょう》、心臓腫瘍《しゅよう》等といった心臓そのものの病気があります。

死に至るまでには何かしらの原因が必ずあるはずで、とくに通院歴や持病等も無い突然死のようなケースにおいては、ご遺族にとっては死因がわかるだけでも、悲嘆《ひたん》のケアにつながることもあります。

原死因を突き止めるためには、解剖は不可欠です。死因となったであろうわずかな痕跡《こんせき》を探り、家族や周囲の証言等、あらゆる角度から考えられるすべての死因を究明する必要があるのです。

年々増加傾向にある突然死に関する解剖では、その多くの死因を究明してきましたが、死因がわからないケースもありました。

そういった時は、残念ではありますが「不詳の死」とするよりほかありません。

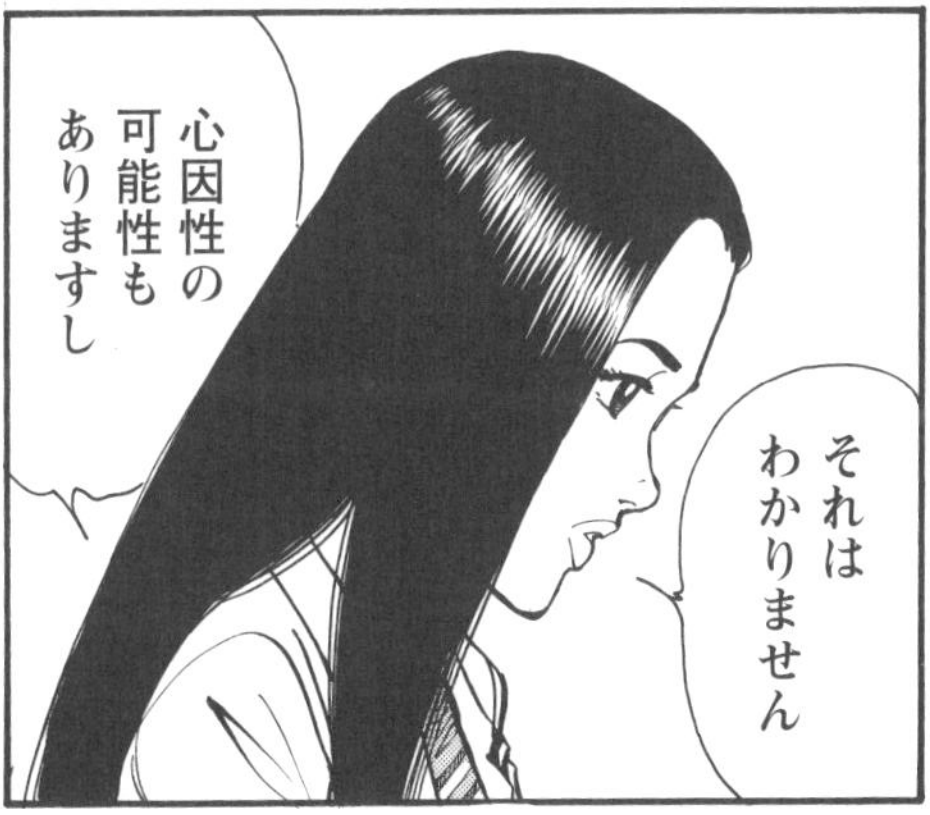
心因性の
可能性も
ありますし
それは
わかりません

山本五十六海軍大将「空白の1日」

「戦後番組企画のため、山本五十六《やまもといそろく》海軍大将の死体検案書を鑑定できませんか」とテレビ局から相談を受けたことがありました。驚くべきことに死体検案書は3枚存在し、防衛庁（現防衛省）に保管されていたのです。

ことの重大さを感じた私は、恩師であり、海軍兵学校の最後の生徒でもあった琉球大学医学部の永盛肇《ながもりはじめ》教授に相談しました。

恩師は「科学的に実証するなら受けなさい。ただしご遺族の意向を踏まえなさい」と背中を押してくれました。後日、番組を通じてご子息に連絡を取ったところ「真実を明らかにしてくれるなら構いません」と返答を頂いたので、鑑定を引き受けました。

検案日4月19日付けの1枚目は、山本五十六海軍大将が搭乗《とうじょう》していた一式陸上攻撃機が墜落《ついらく》したブーゲンビル島のジャングルでご遺体を発見した海軍医によるもので、傷口にハエの卵ありと書かれていました。同20日付けの2枚目は、移送中の陸軍医が書いたもので、蛆《うじ》2㎜と記載があり、同21日付けの3枚目は港に到着した時、別の海軍医によって蛆4㎜と記載がありました。

大本営発表では1943年4月18日、ブーゲンビル島の上空で米戦闘機に撃墜《げきつい》された山本五十六海軍大将は空中で即死されたと伝えられていました。

しかしこの3枚の死体検案書にある蛆の成長過程を、昆虫の特性から死後経過時間等を見極める法医昆虫学に当てはめると、気温30～32度、湿度70％以上だった当時のブーゲンビル島では、蛆は孵化《ふか》に1日。その後1日2㎜ずつ成長していく条件下なので、21日に4㎜の蛆が確認されていたことから、亡くなられたのは3日前。18日ではなく19日だったことが推測されました。

つまり山本五十六海軍大将は、丸1日生存していたことが判明したのです。

さらに1枚目の死体検案書からは、右手に軍刀を持ったまま、取り外された機内席に座位《ざい》の状態だった山本五十六海軍大将の左側頭部には、拳銃による銃創《じゅうそう》がひとつあり、その銃創が直接の死因であること。墜落機をはさんで整列していた5人の海軍参謀全員が、青酸中毒で亡くなっていたことも明らかになりました。

銃創の記録から、海軍が常備していた拳銃から発射された銃弾によるものと推測され、墜落の際に腹部に内臓損傷を負っていたことも記載されていたので、側近《そっきん》による介錯《かいしゃく》という覚悟の自決であろうことも推察されました。

番組では当時のブーゲンビル島の気象条件に近い沖縄で、蛆の成長度合いと時間経過を実証するため、動物実験を行いました。

放映後、ご子息からテレビ局宛にお手紙を頂きました。「父の死の真相がよくわかりました。ありがとうございました」とあり、安堵しました。

死期を悟られたであろう空白の1日に、どんな思いが胸に去来《きょらい》されていたのか。死体検案書が時を超えたことで、様々な人が思いを馳《は》せました。

悲嘆のケアにつながる「聞き役」

解剖を担当させて頂いた方のご遺族には、今でもお手紙のやり取りをさせてもらっている方もいらっしゃいます。

その方のご主人は、薬を大量に摂取《せっしゅ》されて亡くなられました。

解剖の結果、通院されていた精神科から処方されていた薬しか検出されなかったため、警察は事件性なしの自殺と判断しました。

しかし奥様は「自殺だなんてとても信じられない。解剖した方のお話を聞きたい」と杏林大学医学部法医学教室にいらっしゃいました。

当初は亡くなられたことに納得できず、死の真相が知りたいようにお見受けしていました。

お話を伺っていくと奥様は、息子さんに発達障害があったことと、会社役員を務めていたご主人とのギャップを受け入れられなかった気持ちがあったようでした。

私は死因に関する事実関係のみを話し「自殺とは記しません。その他不詳で提出しましょう。お亡くなりになられたことは事実だけれど、なぜお亡くなりになられたのかはわからないのですから」とお伝えしました。

正直悩んだ末の判断でしたが、警察とも擦り合わせをした上で、死因の種類は自殺ではなく「その他及び不詳の外因死」として、死体検案書を提出しました。

その日以降、奥様は定期的に法医学教室に来られるようになりました。息子さんの将来を悲観されていたご主人の心情が吐露《とろ》されていたノートを持って来て見せてくれたこともありました。

数カ月程経ったある日、ご主人が書かれた遺書と思《おぼ》しきものを見せてくれました。

そこには息子さんに対する愛情があふれていて、明るく育ってくれていることを誇りに思っているとつづられていました。

奥様自身、ご主人が息子さんのことを思いつめて亡くなられたのではないということを私に話すことによって、自分自身を責めるのではなく、前向きに歩んでいくきっかけを必要とされていたのだと思います。

その後もそのことを反芻《はんすう》するかのごとく、法医学教室に何度もいらっしゃいました。

息子さんと一緒に来られたこともあり、私も「どうぞいつでもいらしてください」と、とことんお付き合いさせて頂きました。

そのうちパタっと来られなくなったのですが、息子さんとイタリアに来ていますとか、翌年はスペインに来ていますといった内容のお手紙が届くようになりました。

自分の大切な人を亡くされた時の悲しみは、すぐに受け入れられるものではありません。

それでも生きていくためには、一歩ずつでも歩み出さなければいけない。わかってはいるけれどなかなか立ち上がれない。募《つの》るは後悔の念ばかりという方を数多く見てきました。

悲嘆《ひたん》のケア。グリーフケアとも言いますが、ただただ話を聞いているだけの〝聞き役〟が求められることもあります。

でも聞き役だった私こそ、置き所のなかった心の有り様が、刻々と変わっていく経過を見せて頂いたことに感謝しています。

悲しみのどん底にあった人間が、前向きに生きていく姿に感銘《かんめい》を受けていたのですから。

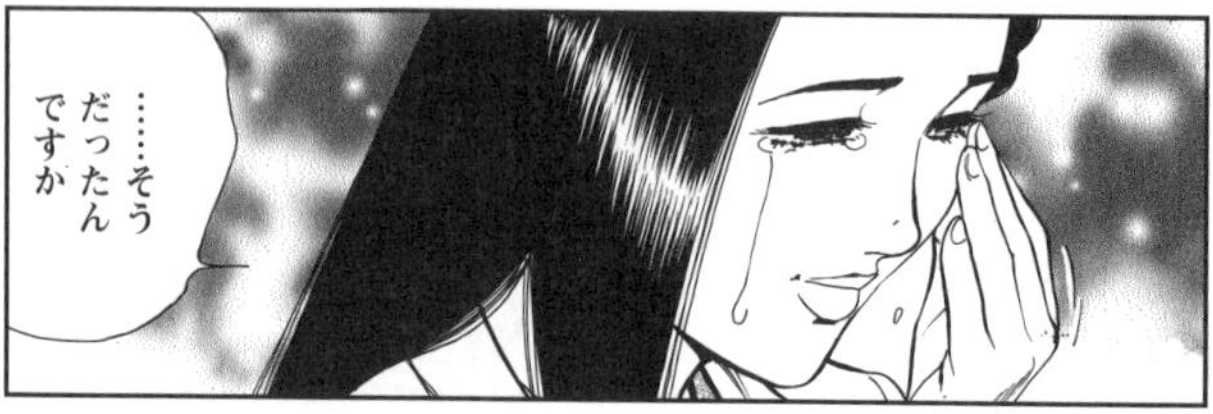

第四章

身近に潜《ひそ》む命の危険

昔は常識、今は非常識

私は学生時代、剣道をやっていました。いったん稽古《けいこ》が始まれば、終わりまでは休憩もせず、水分を取ることもありませんでした。

昭和の時代では、各スポーツ界でも厳しい指導法のもとで、激しい練習を行うことが美徳とされていました。

こういった激しいトレーニングをしている時に俗に言う「血の小便が出るまで」とはあくまでもたとえであり、実際に血尿《けつにょう》が出るわけではありません。

血の小便のたとえは、尿の色素が凝縮した状態を指し、単に濃い小便であることを言い表しています。要するに脱水状態になるまで、稽古に励んだことの証《あかし》だったわけです。

本当に血の小便が出たら大変です。血尿が出ることと、脱水症状とはメカニズムが異なるので、血尿が出たら腎《じん》がんや尿管結石《にょうかんけっせき》といったように、どこかに傷があるはずです。現在だったら体罰と捉えられてしまうような話ですが、当時は水も飲まずに稽古に励んでいたので、振り返ればよく熱中症にならなかったなと不思議に思うくらいです。

熱中症の解剖所見では、直腸内温度の上昇、脱水所見、筋組織の熱性変化が現れます。

諸臓器の乾燥状態によって細胞そのものの壊死《えし》が起こってしまい、臓器の表面にだけではなく、臓器に切開を加えると、その割面《かつめん》にも混濁《こんだく》した状態が見受けられます。

40歳以下の方は仕事中や運動中といった屋外で起きがちですが、高齢になるほど住居内で起こっています。職場内でも起きているので、暑さを避けられない職種や職場環境にある方は、仕事中に塩あめを舐める等、熱中症対策は必須です。

脳梗塞は3時間以内が肝

60歳の時、脳梗塞《のうこうそく》を経験しました。

妻と外食していた時、左口角《ひだりこうかく》のあたりが急にしびれてきたのです。歯医者さんで麻酔の注射を打たれたような感覚です。目尻も重たくなってきて、トイレの鏡で顔を見たら、上まぶたがかぶさってくる眼瞼下垂《がんけんかすい》が始まっていました。口角もだんだん下がり、これは危険だなという状態でした。

妻にタクシーを拾ってもらい、近くの病院に急ぎました。受付で「すみません、脳卒中なんですけど、入院させてください」と言ったら、驚かれてしまいましたが、もうその時点では半身麻痺《はんしんまひ》で歩けなくなっていました。症状に気がついてから約30分は経過していました。その日は幸運にも脳卒中班が宿直だったので、すぐに車椅子に乗せてもらってそのまま診察室に入り、C

T検査の後に血栓溶解剤《けっせんようかいざい》の点滴処置を受けることができました。この素早い処置のおかげで後遺症もなく、元に戻れたのです。

脳梗塞は発症に気づいてから3時間以内が勝負です。3時間以内に血栓溶解療法を受けることができれば、後遺症もほぼ残りません。

唇のしびれ、上まぶたの下垂《かすい》、そんなにお酒を飲んでいるわけでもないのに、なぜか呂律《ろれつ》が回らず、いつものようにしゃべれない。

このような異変を自分で感じ取った場合は、迷うことなくすぐに救急車を呼んでください。おかしいなと思いながらも、疲れているのかなと家に帰って寝てしまったらアウトなので、飲み過ぎないことも大事です。

私の場合、脳に直径3㎜程の壊死《えし》した痕《あと》が白く残っていましたが、現在はその痕もなくなりました。

こうして運よく助かったので、神様から「もうちょっと働きなさい」と言われているのだなと受けとめています。

ヒートショックにつながる危険な組み合わせ

熱いサウナで限界まで我慢。汗だくになって冷たい水風呂へザブンというサウナと水風呂との組み合わせが、私は大好きでした。

しかし60歳の時に脳梗塞《のうこうそく》をやってからは、その楽しみ方を変えました。一般的に60歳以上になると臓器への負担が大きくなるので、ヒートショックの危険性が高まるからです。

とくに冬場のお風呂場やトイレ等では、急な寒暖差によって血圧が一気に変動し、失神《しっしん》、心筋梗塞《しんきんこうそく》、脳梗塞等を引き起こしてしまう危険性があります。熱めのお風呂が好きな方も注意が必要です。

冬場に寒い脱衣所からいきなり熱湯に入ると、血管が急激に拡張することによって血圧が下がり、一過性の脳虚血《のうきょけつ》が起きて意識を失い、浴槽で溺死《できし》してしまうケースが起きがちなのです。

予防策としては、脱衣前に熱いシャワーを出して浴室を暖めておいたり、脱衣所にも暖房器具を設置しておく等、温度差を緩和《かんわ》しておくことです。

厚生労働省はヒートショックを防ぐため、湯温41℃以下、湯につかる時間は10分までを推奨《すいしょう》しています。だからといって熱めのお風呂が好きな方に、ぬるめのお風呂を勧めてもなかなか聞いてはもらえません。

そういう方にお勧めなのは炭酸ガスの出るタブレットです。これを入れると末梢血管《まっしょうけっかん》が広がるので、熱い湯に入った感覚と同様の満足感が得られます。

私のようにサウナ後の水風呂が好きな方であれば、サウナでは温度の低い最下段に座り、サウナ後は少しぬるめのシャワーで体表温度を冷《さ》ましてから、普通のお風呂に入ってください。

ヒートショック関連死で最も危ないのは、サウナと水風呂の組み合わせだと言われていますので。

死亡事故増加が危惧される乗り物

日常生活において、気をつけるべきことのひとつに「転倒」があります。たかが転倒と思われるかもしれませんが、2019年度の国民生活基礎調査よると、高齢者が要介護となる主な原因は「認知症」「脳血管疾患（脳卒中）」「高齢による衰弱」の次に「骨折・転倒」が挙げられています。

転倒の多くは家の中で起きていますが、外出した時の外的要因による転倒にも注意が必要です。

中でも今後、増えてくるであろう外的要因は、自転車との接触事故です。道路交通法上では、自転車は軽車両扱いとなるため「普通自転車歩道通行可」の標識等がある場合を除いては、車道の中央から左側部分の左端を走行することが原則とされています。

しかし現状では、歩道でかなりひどい運転をしている自転車は多く、歩行者にとっては歩道を走っている自転車が一番危ないはずなのに、警察は自転車の危険走行にはほぼ無関心というのが実情です。

とくに都市圏では、自転車通勤も年々増えて来ているため、自転車による接触事故の可能性が高まっていると感じています。

運転中に事故を起こしてしまい、他人を死傷させると、自転車も車同様に業務上過失致死罪となり、逃げればひき逃げとなります。

私も下り坂の歩道を歩いていた時、後方から自転車にぶつけられたことがありました。

前方不注意だった子どもが運転する自転車に足をぶつけられたのですが、けっこうなスピードだったので、もしも転倒して打ち所が悪ければ、大怪我を負った危険性もありました。

幸いにも転倒はしなかったので、子どもと一緒だったお母さんにも大丈夫ですよと話をして終わりました。

この日以降、私は歩道を歩く時でも周囲をよく見渡すようになりました。

自転車事故は普段から注意していれば、ある程度は防げますが、油断している時に不意にぶつけられると、重篤《じゅうとく》な怪我を負いやすいものです。

歩道だから安全ではなく、歩道にも危険はいくらでも潜《ひそ》んでいるのです。

高齢になってから骨折してしまうと治りにくく、入院して寝たきりとなってしまうことも多いので、履きやすく転びにくい靴を選ぶことは自己防衛となります。

自転車事故に特化した保険もありますが、すでにご加入されている保険によっては、自転車事故への対応が組み込まれているケースもあるので、今一度、ご自身が加入されている保険に自転車事故による補償がどのようになっているのか、確認しておくことをお勧めします。

備えあれば憂《うれ》い無しです。

睡眠時無呼吸症候群は「突然死」の怖れあり

昨日まで元気だった方が突然亡くなられてしまう「突然死」は、ご遺族はもちろん周りの方にとっても受け入れ難《がた》いものです。

とくに働き盛りの成人男性が、睡眠時に突如うなり声を上げて亡くなられてしまうという俗に〝ぽっくり病〟と呼ばれる「青壮年急死症候群」は、死因不明とされることが多かったため、根本的な対策を取ることもできませんでした。

青壮年急死症候群と見なされた中のひとつに「睡眠時無呼吸症候群」があります。睡眠時無呼吸症候群とは、睡眠中に10秒以上呼吸が停止してしまう無呼吸状態と、大きないびきを繰り返してしまう病気です。

仰向《あおむ》けで寝ている間に舌の付け根の部分となる舌根《ぜっこん》が、重力によって喉《のど》の奥に落ち込む舌根沈下《ちんか》になってしまうことで気道が狭くなり、呼吸が妨《さまた》げられてしまう状態に陥《おちい》りやすくなります。

気道が閉塞《へいそく》されると、脳が一時的に酸欠状態に陥ってしまうので、認知症が早まったり、高血圧や心臓病を引き起こし、最悪の場合、脳卒中や突然死という危険性もあります。

ぽっちゃり体型の男性に多く見られますが、やせ型の人であっても、顎《あご》が小さいと気道も狭いため、睡眠時無呼吸症候群になりやすい傾向も見受けられます。現在は、その病態が明らかになったことで、相撲力士の中には地方巡業に行く時に必ず人工呼吸器を持参する力士もいるぐらいです。

人工呼吸器装着以外の予防法としては、手術によって舌根を落ちないようにする等、治療法もあるので、睡眠時無呼吸症候群の自覚のある方は一度受診してみることをお勧めします。

その他の突然死で死因として考えられるのは、心臓や脳に関連する血管に血の固まりができて閉塞してしまう血栓《けっせん》や血管の破裂、子宮外妊娠等が挙げられます。

私も忙しい時には不整脈が起きていた自覚はあったのですが、そのままにして日々を過ごしていました。

しかし不整脈によって一時的に心臓が止まってしまうと、血液が固まって血栓ができてしまいます。60歳の時に脳梗塞になったのは、血栓による不整脈が要因のひとつでした。

自身の不調に関しては、周囲に打ち明けると無用な心配をかけてしまうのではないかと、話されない方は多くいます。でも体調不良や変化に関しては、普段から周りの人に話したり、病院で話を聞いてみたりすることも、予防につながります。

医学が発達したと言われている現在でも、死因がわからないことはまだまだ山のようにあるのです。

魚や貝が凶器に!?

驚くべき意外な凶器もありました。

それはサンマやサヨリ等と同じダツ目ダツ科の魚「ダツ」です。焼いても刺身でも美味しいダツは、細長い体と鋭いくちばしが特徴の魚です。

南西諸島や奄美地方では、ダツが体に刺さる事故が頻繁《ひんぱん》に起きています。

なぜ人間にダツが刺さるのか。それはダツが、光に向かって突進する習性を持っているからです。

同地方では漁をする時、伝統的な小型船を使います。夜間、海面にライトを照らしながら漁をしていると、その光に向かってダツが飛んでくるのです。飛んでくる速度は、時速60～80㎞というかなりのスピードです。

琉球大学医学部法医学教室にいた頃、ダツが頸《けい》動脈に突き刺さり、出血多量で亡くなられてしまった方を検死・解剖したことがありました。

ダツによる傷口は、鋭利な刃物で刺された刺創《しそう》ではなく「杙創《よくそう》」といって、ダツの細かい歯によって皮膚が巻き込まれて表皮剥奪《ひょうひはくだつ》し、ささくれだった形状となります。

沖縄の漁師たちの間ではダツから身を守るため「光の位置に気をつけろ」と昔から言い伝えられていました。

夜間に海に潜るダイバーたちも、水中ライトを体の正面で持ってはならないと言われていましたが、知らなければ死に至ることもあるのです。

また沖縄をはじめ南西諸島では、ハブ貝と呼ばれているアンボイナガイにも要注意です。

サンゴ礁域に生息するイモガイ科に属する巻き貝で、地上に生息するハブの6倍程の猛毒を持っているため、その毒針に刺されて死亡してしまった例もあります。

沖縄県全域に生息するハブクラゲも危険です。毒性が強いので刺されたらショックを起こし、溺れてしまって死に至ることもあります。ビーチにネットが張られているのはサメだけでなく、ハブクラゲの侵入も防ぐためで「ハブクラゲ出没注意」といった看板も出ています。

自然界のあらゆるところにも、凶器になりえるものがあります。

地球温暖化にともなって海水温も上昇し、日本列島の至る所にも危険が増加しているのだと思います。

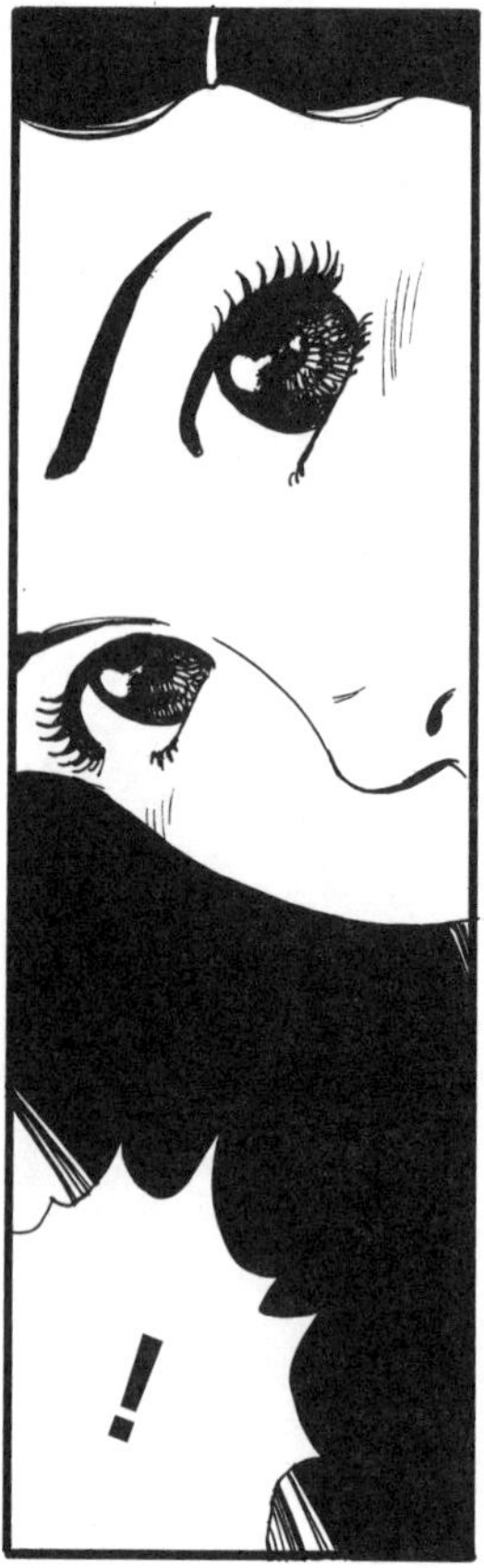

第五章

大規模災害における法医学

「阪神・淡路大震災」最期に立ち会った者の願い

大規模災害等で、一瞬にして多くのご遺体が生じてしまった場合、法医学の役割は、ご遺体の身元確認と検死による死因究明となります。

１９９５年1月17日に発生した阪神・淡路大震災では、建物の倒壊や家具の下敷きとなったことに起因する窒息死や圧死。地震後に起きた火災による焼死。瓦礫《がれき》等に圧迫され続けた人が救出された後、体に溜まっていた毒性物質が血流に乗って全身を巡ることによって起こるクラッシュシンドロームで亡くなられてしまった方等、６４３４人の尊《とうと》い命が奪われました。

日本法医学会からの要請を受け、センター設立のため私もすぐに現場に入り、神戸大学をはじめ関西近郊の大学と連携しながら対応にあたりました。

まずはご遺族が死体検案書を受け取りに来られる時に備えて、神戸大学内の監察医事務所ですべての手続きが行えるよう一本化しました。
そして現場では「統一した手続き」で検死を行うことを取り決めました。統一した手続きによる検死とは、医学的な表現、診断名、死亡時刻に関することです。

通常、死亡時刻は検死した医師が判断しますが、後に相続の問題も絡《から》んでくるので、大災害や飛行機事故等の場合は、民法第32条の2〈同時死亡の推定〉に基づき、死亡時間が多少ずれていたとしても、統一した同じ時刻を記入することになっています。

そうしないと1分でも長く生きた人に相続権が移行するので、民事上不公平が生まれてしまい、社会的な混乱が起きてしまうからです。

もちろん病院に搬送された後に亡くなられてしまった場合等、死亡時刻が明らかな場合は、その時刻を記入していきます。

担当現場となった体育館には、身元不明となっていた2百人が安置されていました。私の中ではご遺体のお顔がわかる状態でご遺族にお返ししたいという思いがありました。

医師は私以外いなかったので、統一した手続きによる検死をひとりで行い、現場入りしてから3日目には、身元不明の方を20人残すのみとなりました。

ただし電気も水も使用できない中、ご遺体を安置していた真冬の体育館には、ご遺族も寝泊まりしていたため、暖房器具等を使用することで、腐敗現象が進行してしまう危惧もありました。

この時に協力してくれたのが、米国とカナダのエンバーマー達でした。

ご遺体を消毒し、感染予防を考慮した状態で、長期保存を可能にするエンバーミングという専門技術を持つ人をエンバーマーといい、米国では災害現場や事故現場等にいち早く駆けつけます。

阪神・淡路大震災の時も、米国とカナダのエンバーマー達が装備を整えて、大阪に集結してくれていたのです。

エンバーマー達と合流した私は、余震による二次被害も念頭に置きながら、ご遺体と向き合っていきました。

エンバーミングを行うためには水が必要となりますが、災害現場では水の使用が限られています。自衛隊が水を配給していたので警察を通してお願いしたのですが、ライフラインに優先されるので、エンバーミングでの使用には許可をもらえませんでした。

水を使用できなくなったことを受け、エンバーマー達はご遺体に対して、防腐剤を染み込ませたポリマーをパウダー状に散布して納体袋《のうたいぶくろ》にパッキングするという打開策で対応してくれました。

この処置により、残る20人の腐敗現象を防ぎ、お顔のわかる安全な状態でご遺族にお返しすることができたのです。

安らかなお顔を見て頂くことで、少しでも心の整理につながればというのは、最期に立ち会った私達の願いです。

「東日本大震災」歯科所見による身元確認

ご遺体の一般的な身元確認方法は、お顔、身体的特徴、身分証明書、所持品、着衣、血液型、指紋、歯科所見、DNA型等があります。

災害時等における身元確認は、初期段階ではお顔や身分証明書等によって行っていきますが、時間が経過し、それが難しくなって来ると、歯科所見による確認に移行していきます。歯は体の中で最も硬い組織であり、死後もそのまま残存する可能性が高いためです。

これを歯科法医学（法歯学《ほうしがく》）といい、生前に歯科治療を受けた際のカルテ記録やレントゲン写真と、ご遺体の口腔《こうくう》内の状態とを照らし合わせて身元確認を行っていきます。

ご遺体によっては開口《かいこう》が困難な場合もあるので、開口器を使用したり、パノラマX線写真を撮影したりしていきます。

２０１１年3月11日、12都道府県で死者、行方不明者、震災関連死を含めると2万2千人以上の方が犠牲になった東日本大震災では、ご家族全員が亡くなられたり、家も流されてしまったこと等で、ＤＮＡを照合する試料が得られにくい状況がありました。

そのため延べ2千6百名の歯科医師が、約5カ月間で約9千人のご遺体の歯科所見を採取し、身元不明のご遺体の個人識別を特定していきました。

津波の被害により、生前の歯科資料が流されてしまった地域もあったため、その教訓として各都道府県の歯科医師会では歯科情報のデータベース化も始まっています。

私も福島第一原子力発電所がメルトダウンした後、すぐに日本法医学会から招集され、福島県に入って検死を行いました。

被災地派遣にあたって希望者を募《つの》ったところ、手を挙げたのは私を含め、当時57歳で定年を間近に控えた同年代3人の法医学教授でした。

私たち3人は、自衛隊の陸・海・空から各1名ずつ派遣された歯科医師達と共に、放射線測定器・ガイガーカウンターを持って現場に入りました。

検死を担当したご遺体の過半数は溺死《できし》でした。溺死する前、津波の衝撃によって何かしらに体が強く叩きつけられたことで肋骨《ろっこつ》が折れる等、全身傷だらけのご遺体が数多く見受けられました。

派遣された8日間、私たちの被曝《ひばく》データを分析した結果、全身に浴びた累積放射線量は、胸部X線を1枚撮影した時と同程度の放射線量でした。

心配されるほどの放射線量ではないことがわかり、次の派遣医師に若手が応募し、活躍してくれたことにつながりました。

2020年3月11日の時点でも、4万人以上の被災者が、避難生活を余儀なくされています。廃炉作業も続いており、すべて終わるのは、発生から約40年後とも言われています。

心に寄り添ってこその「トリアージ」

2020年1月以降、新型コロナウイルスが世界中で広がり、長期化しています。重症患者に使用される「体外式膜型人工肺ECMO（エクモ）」は数に限りがあり、その操作は24時間態勢となるので看護師6人、臨床工学技師2人、医師2人という最低でも10人のスタッフが必要となります。

もしも重症患者が増え続けるようなことになれば、日本でも医師が命の選択を行う「トリアージ」を迫られることも、想定しておく必要があります。

トリアージとは、傷病者《しょうびょうしゃ》を重症度、緊急度等によって分類し、治療や搬送の優先順位を決めることです。

その歴史は1789年のフランス革命の頃にまでさかのぼり、戦争で負傷した兵士の治療を身分や階級等で優先するのではなく、純粋な医学的観点で治療する順番を判断していったフランス軍衛生兵の考え方に由来しています。

トリアージの判定は、原則的に医師が行い、その結果は4色のマーカー付きカードで表示され、一般的に傷病者の右手首に取り付けていきます。先端にある色で患者の状態を表すこのカードは「トリアージ・タッグ」と呼ばれ、治療対象を4種類に分類しています。

赤は最優先治療群、黄は待機的治療群、緑は保留群。治療できない傷病者は黒となり、無呼吸群と判定されます。

2005年4月、朝の通勤ラッシュ時に起きたJR福知山線脱線事故現場や東日本大震災等では、トリアージが行われました。

ただ、ご家族側からしてみれば「あの人は助けたのに、こっちはなぜ助けてくれないんだ」「人の命に優先順位をつけていいのか」等と思われてしまうのも当然です。

医師もトリアージ判定を行う時には精神的なストレスが伴うので、心に傷を負ってしまうこともあります。

実際、トリアージをめぐっては、ご遺族が損害賠償を求めて民事裁判を起こした事例もあります。混乱した現場においては、お互いの考えを理解し合い、許容することは難しいためです。

米国では災害派遣医療チーム「DMAT（ディーマット）」だけではなく、DMATの特殊チームとして医師、看護師、検視官、法医学者、歯科医等からなる災害死亡者家族支援チーム「DMORT（ディモート）」も組織されていて、ご遺体の検案、保全修復、そしてご遺族に対する心のケアも同時に行っています。

大災害、大事故、パンデミック等は、明日起きてしまうかもしれません。たとえどんなに急を要する現場であっても、その場でご遺族の心に寄り添い、トリアージの意義を懇切丁寧に説明できる人がいれば、ご遺族の気持ちも受けとめ方もまったく異なるものになると思います。

異常気象により白骨が？

地球温暖化が原因と見られる異常気象が、世界中で頻繁《ひんぱん》に起きています。日本でも千葉県を中心に甚大な被害を出した「令和元年房総半島台風」や、熊本県を中心に広範囲で発生した「令和2年7月豪雨」等、台風や豪雨等に備えて、気象庁も早目に避難勧告を出すようになりました。

河川の氾濫《はんらん》だけではなく、山間部の開発が進んだ影響もあり、土砂災害等が多発していることで、2010年頃から白骨の発見が増加しています。

捜索願が出されていた行方不明者の白骨が出て来たこともありますが、江戸時代は土葬が主流だったこともあるので、かつて墓地だった場所等から白骨が出てくるのです。

白骨が一部分でも出て来た場合は、検視官と鑑識が現場に入り、周辺で見つかったものをすべて収集していきます。

もしも頭蓋部《とうがいぶ》等に傷があったとなれば、事件性が疑われるので、所轄警察から検察庁へ司法解剖手続きの申請があり、解剖の要請が入ります。

白骨に対しては、どんな解剖をするのかと疑問があるかと思いますが、骨自体を切断することもあるので、検案・解剖となります。

1人分なのか複数人分なのかを間違えないよう、丁寧に骨を並べることから始め、その人の実像に迫っていきます。

発見される白骨の多くは、骨盤のような大きい骨や、頭蓋骨や顎《あご》の骨といった硬い骨、さらには長管骨《ちょうかんこつ》といって大腿骨《だいたいこつ》のような長い骨です。

指の骨といった小さい骨は風化してしまったり、小動物が持っていってしまったりしていることが多いからです。

男性か女性か、年齢はどのぐらいなのかは、骨の形、大きさ、長さ、太さといった形状から見極めていきます。

歯が残っていれば摩耗度《まもうど》、治療の有無、治療痕等から年齢も見極めやすく、ＤＮＡ鑑定により身元特定につながる可能性があります。治療痕がなかったり、摩耗が激しいとなれば、現代の歯ではないこともわかります。

時間が経過していると見受けられる場合は、科学捜査研究所（科捜研）や科学警察研究所（科警研）で、骨の中に含まれている炭素分子から年代を測定することも可能です。もちろん事件性があれば捜査対象となりますが、白骨から死因を特定することは難しいのが現状です。

身元不明の白骨が事件性なしと判断された場合、死体検案書では「不詳の死」とされ、見つかった場所の地方自治体が引き取り、遺骨の保管、埋葬を行って無縁仏となります。

身元不明のご遺体が発見された場合も同様に「不詳の死」となり、東京都23区内であれば、東京都監察医務院の遺体安置冷蔵庫で一定期間保管した後に火葬埋葬し、無縁仏となります。

第六章

感染症と向き合う法医学

恐怖！「人食いバクテリア」

これまで感染症に関しては、結核やヒト免疫不全ウイルス（ＨＩＶ）感染症等で亡くなられた方の解剖を担当してきました。

中でも最も恐怖を感じたのは「人食いバクテリア」で亡くなられた方の解剖でした。

致死率30％とも言われている人食いバクテリアは「劇症型溶血性レンサ球菌感染症」とも呼ばれ、感染したら治りにくく、臓器障害が現れる敗血症《はいけっしょう》を起こし、患部は恐ろしいまでに腫《は》れ上がります。

人食いバクテリアに関しては、ワクチンもないので、発症すると急速に症状が悪化し、手足が壊死《えし》して死に至ることもあります。

極端に体力や免疫力が弱っている時なら誰でもかかりやすい感染症で、そ

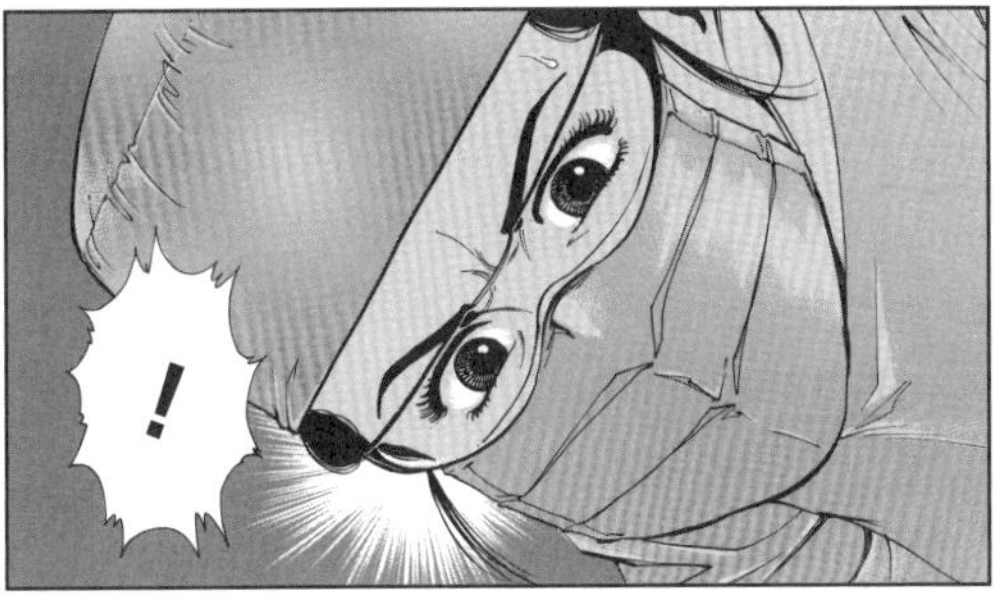

の細菌は虫さされや切り傷といったわずかな傷口から体内に侵入し、細胞を壊死させ、組織を壊していきます。

抗生物質が効かない耐性菌《たいせいきん》となっていくケースも多いので、糖尿病を患《わずら》っている人や抗がん剤を投与している等、免疫力が弱まっている人にとってはとくに危険です。

必要以上に心配し過ぎることはありませんが、マスクの装着とうがい手洗いの徹底、そして傷口を清潔に保つといったことが予防になります。

人食いバクテリアで亡くなられた方の解剖は、万が一のためにスタッフを退室させ、私ひとりで行いました。消毒を徹底的に繰り返したことで、時間はかかりましたが、感染することなく無事に終えることができました。

実は過去三度、私は解剖で結核に感染したことがあります。

「結核にかかっていたようですが、自然治癒していますす」と言われ、いつ感染したのか自覚症状すらなかったことが二度。「もしかしたら感染したかもしれない」と自覚のあった解剖は一度あり、微熱と咳《せき》が2週間ほど続きましたが、日々の仕事に追われている中で、幸いスタッフにも家族にも、うつすことなく自然治癒しました。

私の場合、たまたま運が良かったとしか言いようがありませんが、法医学者や監察医だけではなく、ご遺体を扱うことのある警察、医療、葬儀関係等に従事されている方も、新型コロナウイルスをはじめ、様々な感染症のリスクがあります。ご自身の体調がすぐれない等、免疫力が弱まっている自覚のある時は、無理に頑張るのではなく、まずは医療機関での受診を行い、体を休める勇気を持つことも必要です。

一類感染症に対する解剖

ＷＨＯ（世界保健機関）が緊急事態宣言を発令するのは、病気が国際的に広がり、世界各国が緊急に対策を取る必要があると判断された時です。過去には豚インフルエンザやエボラ出血熱、ジカ熱等に発令されたことがありました。

感染症は、その症状の重さや感染力の強さ等から、一類から五類までの５種に分類されています。２０２０年１月30日、ＷＨＯから緊急事態宣言が発令された新型コロナウイルスは、二類感染症に分類されました。

新型コロナウイルスに感染された方の解剖は可能ですが、その感染力は強いため、エボラ出血熱やペストといった一類感染症に対する完全防備と同様の対処が必要とされています。

室内は細菌やウイルスが外部に漏れ出ないよう陰圧《いんあつ》にし、排気部分にもバイオフィルターをかけて解剖を行います。血液等は流さずに溜め、溜めたものにはアルコール、ホルマリン、次亜塩素酸《じあえんそさん》ナトリウムといった消毒・滅菌剤《めっきんざい》を入れて、医療廃棄物として焼却します。さらに通常の解剖と異なる点は、原則として脳の取り出しを行わないことです。

ただし脳を取り出す必要が出た場合は、頭蓋骨《とうがいこつ》を切って開頭《かいとう》する時、電動カッターではなく手ノコギリを使用します。ギプスを切る時にも使われている電動カッターを使用すると粉末が舞ってしまい、その粉末を吸ってしまうと空気感染の危険性があるためです。開胸《かいきょう》のため、肋骨《ろっこつ》を切る時にも手ノコギリを使用し、空気感染を防ぎます。

一類感染症でお亡くなりになった方の解剖が行える場所は、東京都監察医務院、もしくは感染症を専門に扱うことのできる環境が整っている病理解剖室や法医解剖室と限定されてしまうのが現状です。

致死率100%「狂犬病危険キャリア動物」

感染症は大気、水、土壌《どじょう》といった環境中に存在する病原性《びょうげんせい》の微生物が体内に侵入することで引き起こされる疾患で、狂犬病や鳥インフルエンザ等、動物由来と考えられるウイルスが、接触等を介して人に感染して流行した例も数多くあります。

日本では、動物由来の感染症の侵入防止対策として、その危険性に応じて①輸入禁止、②輸入検疫《けんえき》、③輸入届出の3段階の制度があり、それぞれ対象の動物を定めています。

輸入禁止とされているのは、イタチアナグマ、ハクビシン、コウモリ等ですが、これらの動物を食用としていたり、ペットとして飼っている国や地域もあります。

私もパラオ共和国に行った時、フルーツだけを食べて育つ食用オオコウモリ「フルーツバット」のスープを食べてみたことがあり、鶏肉のような食感で美味しかったことを覚えています。

日本で輸入が禁止されている動物の中でも、狂犬病のキャリア動物として、私が最も懸念《けねん》しているのはハクビシンです。

名前の通り白い鼻の風貌《ふうぼう》で、環境適応能力も学習能力も高い動物なので、都市部でも屋根裏等に住みついてしまった被害も出ています。

台湾では、狂犬病キャリア動物として数多く報告されているのはイタチアナグマですが、２０１４年には狂犬病ウイルスに感染したハクビシンの発見報告もあります。

狂犬病ウイルスに感染した動物に噛《か》まれると、唾液からウイルス感染し、一般的には１～３カ月間、長い場合は１年以上の潜伏《せんぷく》期間を経た後に発症します。

狂犬病ウイルスはアジア、アフリカを中心に世界150カ国以上に存在し、一度発症してしまうと有効な治療法はなく、ほぼ100%死亡するとされていて、世界中で毎年5万人以上の死者が出ています。

狂犬病予防法が施行された1950年以降、日本では予防注射等が徹底され、狂犬病ウイルスは封じ込められています。

とはいえ、渡航先で噛まれた日本人が発症した事例は、1970年と2006年に発生しており、2020年6月には愛知県豊橋市で、フィリピンから来日後に狂犬病を発症した外国籍男性が死亡しています。

この男性は亡くなられる半年以上前、フィリピンで犬に噛まれたことが報告されています。

日本国内に生息しているハクビシンが、すでに狂犬病に感染している可能性も十分あります。

日本でも、いつ狂犬病が発生してもおかしくない状況にあるのです。

「医療崩壊」の先にある「葬儀崩壊」

今後もしも新型コロナウイルス等をはじめとする感染症が蔓延《まんえん》し「医療崩壊」が起きてしまった場合、その直後に必ず来るのは「葬儀崩壊」です。

通常ご遺体は死後24時間経ってから火葬されることになっていますが、一類感染症でお亡くなりになった場合は、24時間以内に火葬できることになっています。

新型コロナウイルスの分類は二類感染症ですが「葬儀に関しては一類感染症と同じ扱い」と厚生労働省から通達が出ています。

したがって新型コロナウイルスによる肺炎等でお亡くなりになられた場合は、気体も液体を通さない非透過性の納体袋《のうたいぶくろ》でご遺体を包み、棺《ひつぎ》も密閉した状態で病院から火葬場に直葬されるので、ご遺族は故人に会うことも、触れることもできません。

しかも火葬場は決められており、火葬時間も限定されています。人口が密集している東京23区でも火葬場は9箇所しかないため、病気が複数の地域で同時に大流行するパンデミックが起きてしまったら「火葬場待ち」という状況はすぐにでも起こりえるのです。

もちろんご遺族が強く希望すれば、新型コロナウイルス感染症でお亡くなりになってしまった場合でも、エンバーミングという遺体衛生保全処置を行い、ご遺族も感染防御体制を整えた上で最期のお別れを行うことは可能です。

かつては手袋をしたまま葬儀を執《と》り行っているだけでも、ご遺族から死者への冒涜《ぼうとく》と受けとめられてしまう風潮があり、葬儀関係者が素手のままで対応していた地域もありました。

現在はそういった風潮は無くなりつつあり、葬儀社もあらゆる感染症に備えておくことが求められています。

そのためには、マスク、帽子、手袋、靴カバー、ガウンといった感染予防装具の在庫は、葬儀関連スタッフ分だけではなく、ご遺族分もストックしておく必要があります。

私が在任していた時の杏林大学医学部法医学教室では、年間4百〜5百体の解剖依頼を受けていたので、1体につきスタッフ5〜6人分、年間約3千着の感染予防装具をストックしていました。

大規模災害に対しても同様の準備が必要です。

当然、ご遺族も被災者になってしまっていることが多く、また葬儀社等も被害を受けていることが想定されるので、倒壊されたご自宅にご遺体をすぐにお戻しすることはできないからです。

パンデミックや大規模災害等においても葬儀崩壊を防ぐため、エンバーミング技術への需要もますます増えていくと思われます。

熱型から「腸チフス」の疑い

50歳の時、原因不明の高熱が下がらず、2週間ほど入院しました。医者の立場から見れば、50代男性が5日間以上、39度を超える高熱が出続けたら、まず最初に疑うのは白血病です。

震えるような悪寒《おかん》と頭痛に悩まされながら、自分を見つめ直し、白血病だったら早ければ1週間だと死を覚悟しました。

ふたりの娘たちは米国に留学中だったので、すぐには帰国できないと思い、遺書を残しました。

そしてもしも退院することができたら、一番好きなことをやろうと思いをめぐらせました。私は何が一番好きなのか。それまでの人生を振り返ってみたら「とにかく海が大好きだ」と思い至りました。

退院できたら海を見ているだけでもいい。できることなら過去に感動したスキューバダイビングを再開したいと思ったのです。

学生時代に打ち込んでいた剣道の稽古は、苦しいものというイメージしか残っていなかったことに対して、スキューバダイビングには苦しい思い出は皆無でした。高熱にうなされながらも、初めてのスキューバダイビングで西表島《いりおもてじま》の海に潜《もぐ》り、サンゴ礁のトンネルを通った時「ここが竜宮《りゅうぐう》か」と思わずつぶやいた鮮やかな印象が脳裏《のうり》によみがえってきました。

周りの同僚も白血病だろうと受けとめていて、ありとあらゆる検査を行うモルモット状態となっていきました。

そんな中、感染症専門の先生がやってきて「この熱型はもしかしたら腸チフスじゃないか？　解剖の仕事をされているし、最近、変なものを食べなかったか？」と聞かれたのです。

時間とともに変化する発熱の程度を示す「熱型」から、腸チフスを予測したとのことでした。そういえばと思い出したのは、学会で行ったバリ島の屋台で飲んだ生ジュースに入っていた氷でした。

腸チフスの症状は40度近い高熱が出て、下痢《げり》が続いて腸出血を起こすこともあります。

三類感染症に分類され、治療をしなければ致死率30%とも言われていますが、現在は抗菌薬の投与でチフス菌がなくなれば完治となります。

腸チフスだとしたら、感染経路としてはバリ島か、もしくは解剖中に感染した可能性も考えられました。

当時は腸チフスの症例がほとんどなかったので、詳しい医師もいませんでした。そこで様々な感染症に幅広く効く可能性があるとされていた治験薬を試してみようということになり、投与してみたら、なんと3日後に熱が下がったのです。結局、診断書には「腸チフスの疑い」と書かれ、高熱の原因は不明のままでした。

退院後は西表島や石垣島に潜りに行き、屋久島《やくしま》を起点にして、トカラ列島にも行きました。与那国島《よなぐにじま》の海に眠る海底遺跡を見に行ったり、パラオ共和国の海は西表島の海底に雰囲気が近かったこともあって、娘たちを連れて家族で毎年行くようになり、10年間で国内外合わせて330本潜りました。

おかげさまで古希《こき》を越えた現在、生きているのではなく、生かされていると思い、日々を過ごしています。

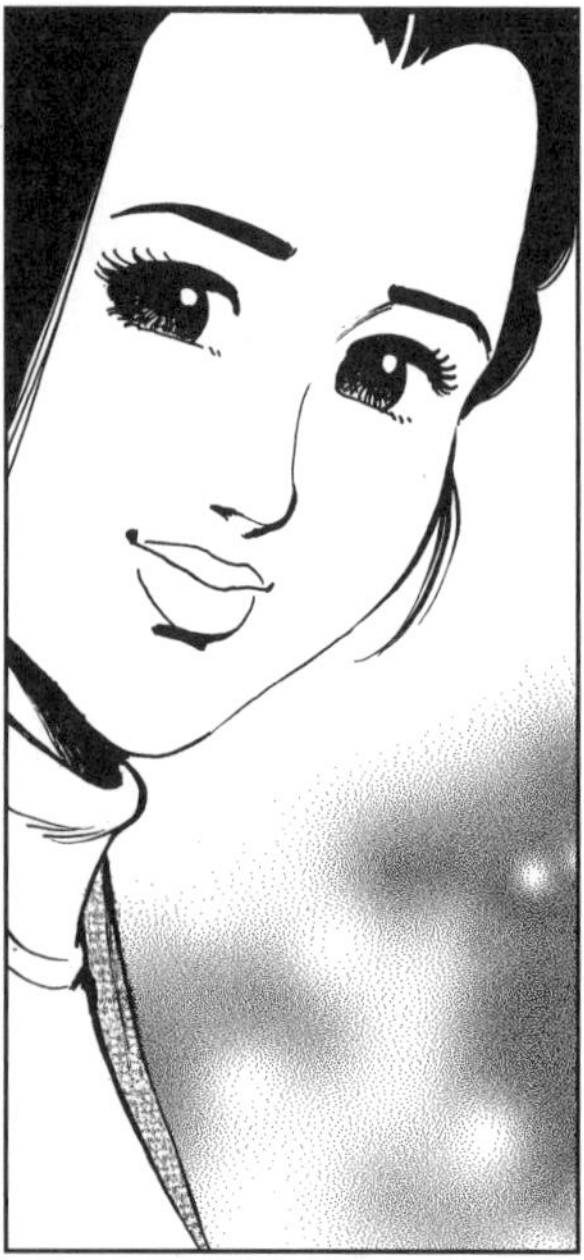

第七章

3つの役割を果たすエンバーミング

「エンバーミング」が持つ3つの役割

大切な人を失ってしまった時、故人とのお別れまでの時間を十分に取りたい、元気だった頃の故人の姿ときちんとお別れしたいと、望まれる方は多くいらっしゃいます。

そういった思いを医学的、科学的、そして衛生的に可能にするのが「エンバーミング」という専門技術で、エンバーミングを施術《せじゅつ》する人は「エンバーマー」と呼ばれています。

エンバーミングとは、日本語で言えば遺体衛生保全。

ご遺体を感染症のない状態で長期保存することを可能にし、必要に応じて生前のお姿に近づける修復を施《ほどこ》すことで、ご遺族や、ゆかりのある方々のお別れの記憶を自然なものにする〝悲嘆《ひたん》のケア〟を目的とした技術です。

私がエンバーミングを専門的に研究し始めたのは１９９１年。厚生省（現厚生労働省）にエンバーミング研究班が設立され、その班長に指名されたことがきっかけでした。

指名された理由は、琉球大学に赴任していた時、嘉手納《かでな》基地におけるエンバーミングを知っていたことと、留学先がイタリアのローマ大学だったことに起因していました。

イタリア・ローマにある世界最小国、カトリック教会の本拠地でもある「バチカン市国」では、カトリッ

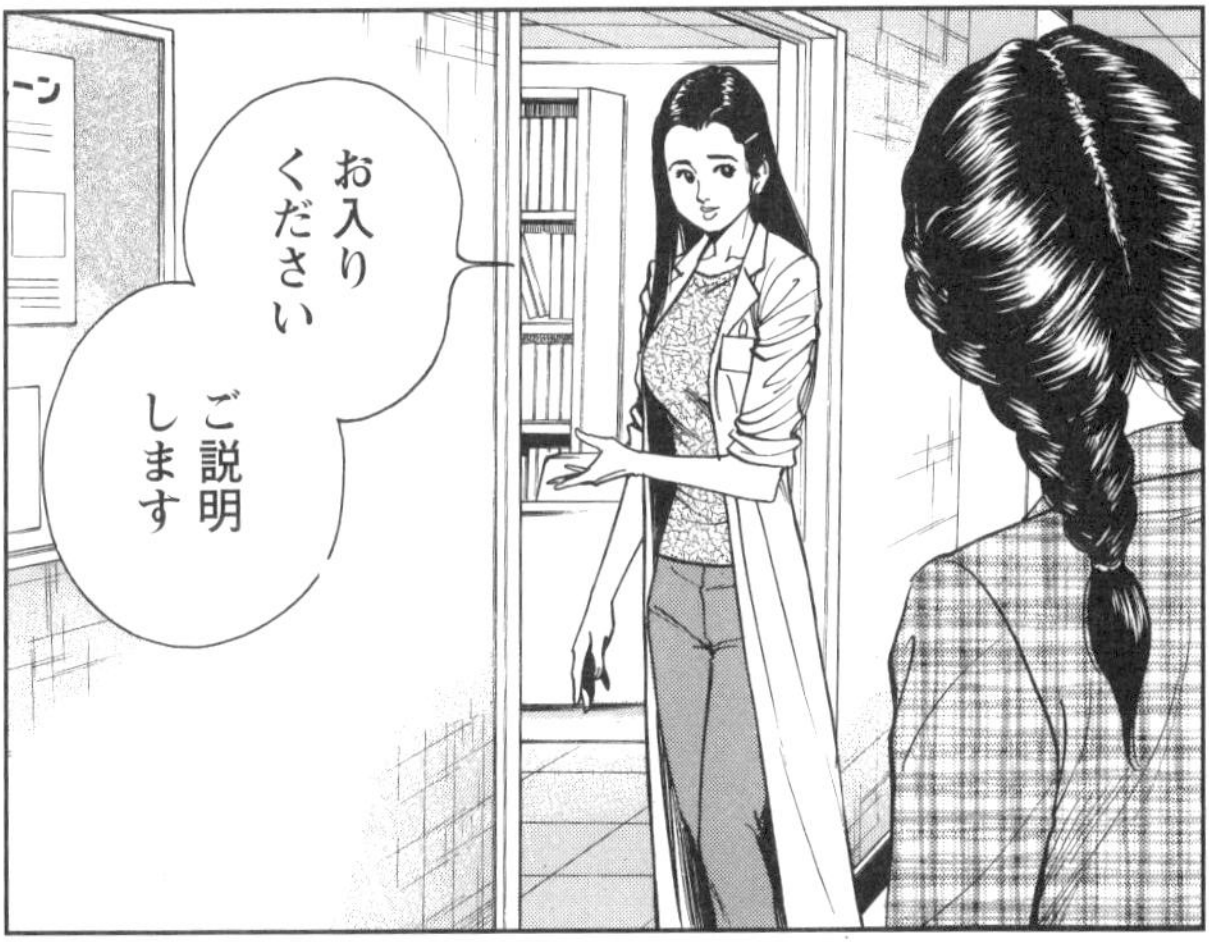

ク教会の最高位聖職者であるローマ教皇が逝去《せいきょ》された時には、代々エンバーミングが行われていました。

当時の歴代ローマ教皇のエンバーミングを、親子三代にわたって担当していた法医学者が、ローマ大学の同僚だった等、様々な角度から情報を収集しやすい立場にあったからです。

エンバーミングには「保つ」「守る」「整える」という役割があります。

遠方に暮らすご遺族が、ゆとりを持って葬儀に出席できる等、お別れまでの時間を十分に確保するための「保つ」。

もしも感染症等が原因でお亡くなりになられたとしても、ご遺体に触れても感染の心配がなくなる「守る」。

交通事故等で傷ついてしまったご遺体を、可能な限り修復する「整える」の3つです。

海外のエンバーマーたちはこういった知識を活かし、災害現場等でも活動しています。

シンシナティ葬儀科学大学等、エンバーミングを学べる葬儀学校もある米国では、エンバーマーは葬儀社に所属しているだけではなく、検死局の監察医とも連携して活動しているので、検死・解剖とは密接な関係にあります。

日本でも日本遺体衛生保全協会（ＩＦＳＡ）の認定校で、エンバーミングの知識や技術を習得すれば、エンバーマーの資格を取得することができます。

認知度はまだ低い職業ですが、２０２０年９月現在、日本には、各葬儀社等に所属する約２百名のエンバーマーが活動しています。

日本国内においては、２０１９年の全死亡者１３７万６千人のほとんどは火葬されていますが、エンバーミングの実施件数は５万人を超え、全死亡者の約４％に達し、年々約５千件のペースで増加しています。

将来的にエンバーミングが国家資格になった場合、エンバーマーが解剖の補助をすることが必須になってくる可能性もあります。

古代エジプト文明のミイラが起源

「保つ」「守る」「整える」という3つの役割のうち、「保つ」の観点から紐《ひも》解《と》いていくと、エンバーミングの歴史的背景が見えてきます。

その起源は、紀元前の古代エジプト文明で作られたミイラです。

亡くなられた王家の人たちの魂が、宇宙から戻って来た時に、受け入れられる体が必要だという発想が原点にあります。

衛生上の理由から、腐敗してしまう脳や臓器は取り出して甕《かめ》に入れ、体には香料や油を塗って乾燥させ、人工的にミイラ化していました。

17世紀に入ってからは、医学の基本である解剖学を進展させるため、イタリア、ドイツ、フランス等では、高級アルコールを使ってご遺体を保存するエンバーミングが始まりました。

米国では、民間でも行われるようになっていったのですが、一気に普及したきっかけは南北戦争（1861〜1865年）でした。

戦地で埋葬されてしまっては、ご遺族はお顔を見て別れを告げることはできません。政府は戦争批判を封じ込める意図もあり、エンバーマーを現地に送り、ご遺体をエンバーミングした上で故郷の家族の元に返し、ご遺族がお顔を確認してから埋葬できる環境を整えていったのです。

南北戦争以降、第二次世界大戦（1939〜1945年）でもそれは続き、より顕著《けんちょ》に求められたのは、朝鮮戦争（1950〜1953年）、そしてベトナム戦争（1955〜1975年）でした。

戦地で亡くなられた米軍兵士を飛行機や船で横田基地等に運び、常勤待機していた米国のエンバーマーがご遺体をきれいな状態に復元し、ホルマリンで固定して感染源のない腐敗しない状態にしてから帰国させていました。

この「保つ」技術が、現代のエンバーミングに引き継がれているのです。

「整える」による最期のお別れ

2009年の米アカデミー賞外国語映画賞を受賞した映画『おくりびと』によって「納棺師《のうかんし》」の存在が広く知られるようになりました。

ご遺体を棺《ひつぎ》に納める納棺師が、お顔をきれいにするために行う「死化粧《しげしょう》」は、エンバーミングの「整える」と観点は同じです。ふたつの職種の相違点は、ご遺体の防腐処理技術の有無で、エンバーミングは防腐処理に加えて、感染防御も同時に行うことから資格が必要となります。

2007年9月、ミャンマー民主化運動指導者で、国家最高顧問のアウンサンスーチーさんが軍事政権に軟禁《なんきん》されていた頃、現地で取材されていたジャーナリストの長井健司《ながいけんじ》さん（当時50歳）がミャンマーで射殺された事件が起きました。

現地で解剖されたご遺体は、エンバーミングされた状態で日本に帰国され、すぐに警察庁から、再解剖の依頼が入りました。

ご遺体はホルマリン液の注射を打った程度で、顔も体も茶緑色っぽく、とてもエンバーミングを行ったとは言えない状態でした。

現地では流れ弾か跳弾《ちょうだん》に当たったと言われていましたが、再解剖でご遺体の銃創《じゅうそう》を見てみると、ロシア製のライフルによって５ｍ以内で近射された直撃弾だったことが判明しました。

解剖後、長井さんのご両親に「もしよろしければ故人の尊厳を守るためにエンバーミングを行い、生前のお姿に近づけたほうがお別れしやすくなると思います」とお伝えし、ご了承を得ました。

当時の杏林大学医学部法医学教室には、非常勤でしたが、エンバーマーに複数在籍してもらっていました。エンバーマー達には、保全と感染症予防の処置をした上で、お元気だった頃の長井さんのお写真を元に、お顔の汚れを丹念に薬品で洗い流し、きれいに修復してもらいました。

男性なので化粧はせずにナチュラルな質感を保った状態にして「どうぞお顔をご覧になってください」とご両親にお声がけしました。

お父様は長井さんのお顔を見た途端「これが息子だ」とご遺体に抱きつかれました。長井さんはいつも海外取材から帰ってくると、お父様とビールを飲みながら話をされて、横になっていたそうでした。

そしてお母様も「まさにビールを飲んで寝てしまった時の息子の顔です」と涙を流されていました。

最期のお別れとなる時のお顔は、遺《のこ》された人にとっては最も記憶に残りやすいので、「整える」は心を整理する上でも重要なことです。

この日は法医学教室のスタッフ全員で長井さんを偲《しの》び、献杯《けんぱい》しました。

後日、長井さんのご両親からは警察庁を介して、私達へ感謝の伝言が届けられました。

東京五輪開催に備えた「最期のおもてなし」

本来であれば、２０２０年7月末から9月初頭にかけて開催されるはずだった「東京オリンピック・パラリンピック２０２０」には、２百を超える国や地域が参加し、訪日外国人は４千万人を超え、その経済効果は30兆円規模とも予測されていました。

真夏の炎天下《えんてんか》という過酷な環境での開催となるため、選手やスタッフだけでなく、観客も熱中症で倒れる等、訪日外国人が不幸にも日本で亡くなられてしまうことも想定しておく必要がありました。

東京五輪開催にあたっては、２０１６年に厚生労働省から再度要請を受け、エンバーミング研究班を再び立ち上げ、あらゆる不測の事態に対応できるよう、準備に取りかかっていました。

信仰上の理由で、土葬が当たり前とされているイスラム教では、火葬は故人に対する最大の侮辱《ぶじょく》とされている等、宗教や国によってご遺体への対応は異なります。

エンバーミング処置を行い、衛生的にも長期保存を可能にした上で、お顔のわかる状態にして本国にお戻しすることは、世界の共通認識であり、そうしなければ検疫《けんえき》上でも帰国して頂くことはできません。

こうした万が一にも備えておくことは、世界の国をお迎えする開催国としての責務でもあるのです。

そこで厚生労働省の研修事業として、日本遺体衛生保全協会（ＩＦＳＡ）が主体となって、エンバーマー達の研修会の場を持ちました。

五輪参加国を区分けし、全国に約60箇所あるどの地域のエンバーミング施設が対応するのかを決め、搬送に関しても飛行機や船の手配を考慮する等、具体的にシミュレーションしていきました。

さらに日本で、SARS（サーズ）やMERS（マーズ）といった感染症等によるパンデミックが起こることも想定し、ご遺体を一時的に保管できる冷蔵コンテナの配備計画も予定していました。

そしてそれぞれの施設内において、感染症対策にも適応しながらエンバーミングが行えるよう「ゾーニング（区域管理）」の構想も検討しました。

新型コロナウイルスの集団感染が発生したダイヤモンド・プリンセス号の船内でもゾーニングは行われましたが、エンバーミングを行う時も感染症を想定し、拡大させないよう、病原体に汚染されている区域と汚染されていない区域を分け、その動線もきちんと整えておかなければならないのです。

このように訪日外国人の不測の事態に対しても、出身国の慣習や風習に配慮するきめ細やかな対応を準備しておくことが、真のおもてなしであり、世界における日本の評価にもつながります。

準備を整えてこそ、オリンピック開催国だと胸を張れるのだと思います。

娘を導いてくれたダライ・ラマ法王の言葉

2010年の夏休みに家族旅行で長野県・善光寺を訪れた時、チベット仏教の最高指導者であり、ノーベル平和賞を受賞しているダライ・ラマ法王14世の講演が近くであることを知り、行ったことがありました。

会場となっていた長野冬季オリンピックでも使用されていた大型多目的アリーナには、およそ7千人の聴衆が集まっていました。

講演終了後、会場から質問を募《つの》った時、長女がすっと手を挙げました。

「どうしてもお聞きしたいことがあります。人間は死んでしまったらどうなるのでしょうか？ 死後の世界というものはあるのでしょうか？」と質問したのです。

自分の娘ながら、ハラハラして見ていたら「私はまだ死んだことがないからわかりません」とダライ・ラマ法王は、笑いながら答えたのです。

実にウイットのある返答で、会場は一瞬にしてどっと沸きました。

死生観について語ってくれたのだと思うのですが、ダライ・ラマ法王がシンプルに捉えられていたことに、私も共感を覚えました。

長女は当時、死化粧について学んでいた時期でした。

死化粧の道に進んだのは、2001年9月11日、米国の経済、軍事を象徴する建物に、相次いでハイジャックされた旅客機が突入した「米同時多発テロ事件」を身近に体験したことがきっかけでした。

米ニューヨーク州にあるスクール・オブ・ヴィジュアル・アーツを卒業した長女は、ニューヨークにある国際連合の本部前のアパートに居住し、広告代理店で働いていました。

日本のニュース番組で、事態を知った私は背筋が凍りました。

長女の職場は、テロが起きた現場からは離れていたのですが、米国防総省

（ペンタゴン）にも旅客機が突っ込んだこともあり、国連付近は厳戒態勢が敷かれ、長女は行動を制限されていました。

世界貿易センタービルには同僚や友人が勤めていたものの、駆けつけようにも交通機関もストップした状態で動けなかったとのことでした。

日本人24人、救出に駆けつけた消防士や警察官も含む約3千人の犠牲者を出したこのテロ事件以降、長女からは頻繁《ひんぱん》にメールが届くようになりました。

そしてこれまでは生きている人のために働いていたけれど、これからは亡くなられた人のため、故人が最期を整えて旅立てるよう、死化粧の仕事に携《たずさ》わりたいと、広告代理店をやめて帰国し、独学で死化粧を学び始めました。

やがて長女は、日本遺体衛生保全協会（ＩＦＳＡ）に新設されたエンバーミング講座の講師になりました。

考え方も生き方も変わるような体験と思いがあったから、ダライ・ラマ法王に、死後の世界について聞いてみたかったのだと思います。

第八章

子どもも虐待《ぎゃくたい》と臨床《りんしょう》法医学

法医学者が子ども虐待に取り組む理由

子ども虐待《ぎゃくたい》に注視するようになったのは、法医学の門を叩いてすぐ、25歳の時でした。その頃は日本大学大学院で病理、精神医学、小児科も学びながら、東京都監察医務院で非常勤監察医として働いていました。

検死・解剖では、客観的な視点に基づく見解が求められるため、感情移入しないよう心がけていました。でもやはり、子ども虐待被害者の解剖には切ない気持ちを抱き、心が痛みました。

雪の降る屋外に生まれたばかりの赤ちゃんを放置したり、公園のトイレに赤ちゃんを産み落としてしまう等といった行為は、明確な殺意が無くても未必《みひっ》の故意《こい》です。

生まれたばかりの子どもを殺してしまう嬰児殺《えいじさつ》や虐待被害にあった子ども

の検死・解剖を担当するたびに、これはもしかしたら何かしらのメッセージがあるのではないかと思うようになっていました。

日ごとに募《つの》って来た思いを、指導して頂いていた病理学の先生に話したところ「ここにそのヒントがあるかもしれない」とイタリアの法医学研究雑誌を渡されました。それはローマ大学のチェザーレ・ジェリン教授が、1969年に提唱した「臨床《りんしょう》法医学」に関する特集号でした。

臨床法医学とは「生きている人たちにこそ法医学の知識を活かす」という考え方です。

大学内に設立されていた臨床法医学研究所には、レイプ被害を受けた女性や、虐待を受けている子どもたちの安全を保つことのできる入院施設があり、そこで治療を受けることで診断書が発行され、社会保障も受けられると記されていました。

さらに被害者の人権を守るため、警察・検察・裁判所が連携してチームを組んで対処するという、まさに法医学を軸として国全体で取り組んでいるシステムが紹介されていました。

この臨床法医学という考え方は、私の求めている法医学の未来だと直感しました。

大学院卒業後、イタリア政府の留学生試験を受け、無事合格した私は、イタリア・ローマ大学法医学研究所の臨床医学部門で2年間、学ぶことができました。

大学には5人の常勤法医学教授の他、臨床法医学部門として、法医学を兼任している臨床の教授が36人在籍し、産婦人科、内科、外科、小児科といったように法医学を中心にあらゆる部分をカバ

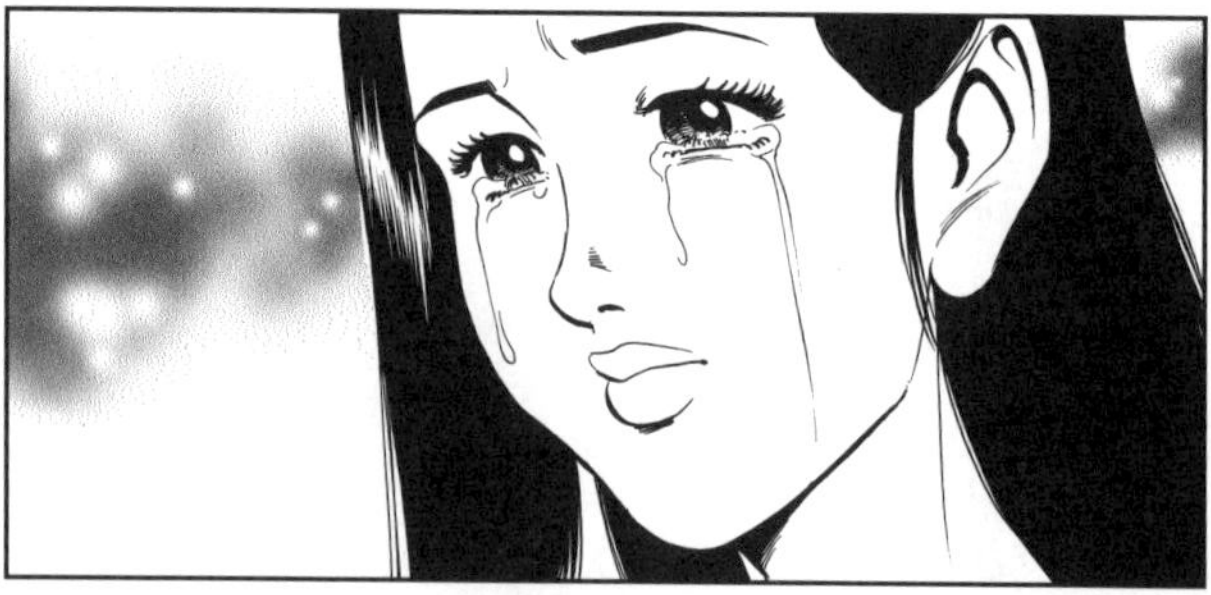

ーしていました。

子ども虐待以外にもドメスティックバイオレンス、高齢者虐待、レイプ問題、交通外傷等に遭《あ》った人達を入院させ、治療しながら、被害者達の権利を守るための所見をきちんと出す。ジェリン教授が提唱された「臨床法医学」は欧州に広まっていきました。

私は法医学を活かした再発防止を目的としたトータルケアを学び、日本でもいつかはこういう形で法医学の研究所を作らなければならないと強く感じていました。

当時の日本の法医学はドイツ医学そのものであり、端的に言えば裁判医学でした。裁判のために解剖を行い、所見を書ければそれでいいとされる風潮が強かったのです。

ジェリン教授も「日本でこの考えを根付かせるまでには数十年はかかる。佐藤くん、急がば回れだ。実績のない君の話を周りに聞いてもらうためにも、まずは徹底的に法医学の腕を磨きなさい」と励ましてくれました。

帰国してからは琉球大学医学部法医学教室で助教授として3年間勤めた後、東京都監察医務院の常勤として1年半、検死・解剖と向き合う日々を過ごしました。そして37歳の時、杏林大学医学部法医学教室教授になってから、病院内外からの要請もあり、杏林大学病院に虐待防止委員会を立ち上げました。

小児科、救急医学、整形外科等、臨床部門や看護師と連携し、行政とも連動しながら、子ども虐待、ドメスティックバイオレンス、高齢者の虐待防止にも正面から向き合っていきました。

現在は東京都と千葉県の児童相談所のセカンドオピニオンとして、主に児童相談所、警察、検察庁等から年間約50件の相談を受けています。

検察からの要請があれば、解剖所見をまとめた司法解剖鑑定書を元に、死因との因果関係を明確にするための意見書を提出し、証人として法廷に立つこともあります。

25年間、検視官に伝え続けてきたこと

警察庁から依頼を受け、1989年から25年間、警察大学校でご遺体の検視を担《にな》う検視官や、各警察本部から選抜された次期検視官候補の警察官に対して、同じテーマで講義をしてきました。

そのテーマとは「死体現象と虐待」です。

捜査の初動に関わる死体現象が大事であることは言うまでもありませんが、「虐待」に関する認識はまだ甘い時代でした。

食事を与えず、栄養失調にして命を奪ってしまうネグレクト（育児放棄）や言葉の暴力等、「子ども虐待」と「しつけ」はどう違うのか。

当時はこういったことが議論されたり報道されることも少なく、世間からも注視されていませんでした。

嬰児殺《えいじさつ》や虐待を受けた子どもの検死・解剖を担当することが頻繁《ひんぱん》にあったにもかかわらず、警察側の意識として虐待が見逃されていたケースが多いとも感じていました。

家庭内のことなので、民事不介入という考えが強かったことも要因のひとつですが、警察が少しでも介入すれば、ここまでひどい傷や致命的な外力を受けるまでには至らなかったであろう小さなご遺体を前に、歯がゆい思いを募《つの》らせていたのです。

だからこそ講義依頼を受けた時、事件現場を見極める検視官が虐待の可能性を意識することで、事件の真相が明確になったり、またそうした意識が警察内で拡散されることによって、子ども虐待の抑止力につながると考えたのです。

子ども虐待は、継母《けいぼ》や継父《けいふ》によるケースが多いと思われがちですが、それはわずか1割程度に過ぎません。

実の母親か父親が加害者であることは、昔も今も9割近くを占めているのが実情です。

2020年3月以降、新型コロナウイルス感染拡大防止のため、小中高校等の一斉休校が要請されました。

家族が一緒に家にいる時間が増えた外出自粛期間には、全国の児童相談所への相談件数が、前年度より1~2割増加傾向にあると厚生労働省は警鐘《けいしょう》を鳴らしました。

本来であれば、子どもをウイルスから守ることが親の務めです。しかし新しい生活様式として、リモートワーク等が推奨《すいしょう》されていることで、家庭の中では虐待が起きてしまう、もしくはエスカレートしてしまうといった危険性が増しているのではないかと推測されています。

子ども虐待を未然に防ぐためには、地域に密着している交番や生活安全課にも、より一層子どもたちを見守ってほしいと願っています。

子ども虐待の〝SOSサイン〟

厚生労働省の定義では、子ども虐待は4種類に分類されています。殴る蹴るといった「身体的虐待」。食事を与えない、家に閉じ込める、ひどく不潔にするといった「ネグレクト」。言葉による脅しや無視、子どもの目の前で家族に暴力を振るうといった「心理的虐待」。そして「性的虐待」の4種類です。

4種類の中でも心理的虐待による心の傷は、身体的虐待やネグレクトのように視覚的には見えないので、見る側に専門的な知識がなければ、気づくことができません。つまり見ようとしなければ見えてこないのです。

そのサインは「凍った目」です。

「コールドアイ」とも呼ばれる凍った目とは、大人達からの視線を意識し

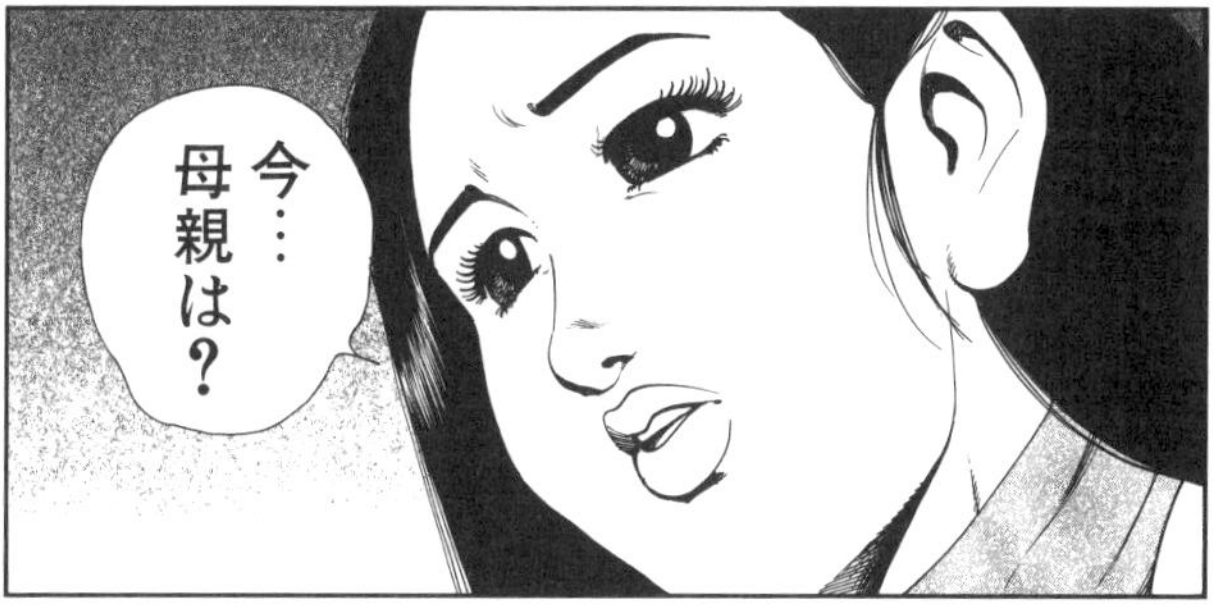

ているのに、まるで世の中を遮断するかのように、大人達に対して無関心を装《よそお》っている状態で、虐待を受けている子ども達からのＳＯＳサインとされています。

虐待を避《さ》けるために、異なる人格の人間を作り出し、酷《ひど》い目に遭《あ》っているのは自分ではないという思いが目に現れるのです。

その他、歯がまったく磨かれていなかったり、耳の裏に垢《あか》が溜まっているような子、上着は新しくても下着を替えていないため異臭がする等の場合も、子ども虐待の可能性が高いＳＯＳサインです。

虐待を受けている子ども達は、大人は見つけてくれないと思い込み、諦《あきら》めてしまっている傾向があります。訴《うった》えれば後でもっと酷いことになると恐怖を感じているからです。

もしもそういったSOSサインに気づいたら、児童相談所に相談するか、厚生労働省の児童相談所全国共通ダイヤル「189番（いち・はや・く）」に連絡してください。

仮にアパートの隣の部屋で子ども虐待の可能性があると気づいたとしても、自分が通報したことを明かしたくない場合は、各地方自治体にある「子ども家庭支援センター」に相談するという方法もあります。

また子ども虐待は、ドメスティックバイオレンスと同時に起こることも少なくありません。

夫婦が大声で罵《ののし》り合っている状況は、子どもからすればものすごく不快なことです。

ましてそこに暴力が加わるようなことがあり、それを見せてしまえば、子どもは心に大きな傷を負います。これは、まさに心理的虐待です。子どもが制止しようとして巻き添えを食ってしまうことも十分起こりえます。

日本にもドメスティックバイオレンスの被害や子ども虐待から避難するためのシェルターがあり、子どもと一緒に入ることもできます。

ただ一時的な回避に過ぎず、その先の人生をどう生きていくのかについての社会的保障は確約されているわけではありません。

それでも家に戻れば殺されるかもしれないとなれば、逃げざるをえないのです。

過去には病院や児童相談所等、すべての関係各所と連携し、夫から暴力を受けていた母子にシェルターへ避難してもらったこともありました。

母親が「もう限界です」と離婚訴訟を決断したので、強制的に踏み切ったケースでした。

時には逃げることで、冷静になれる時間が確保できるのです。

世界に学ぶ「見守りシステム」

最新のMRI画像解析では虐待を受けると、見た目は外表に傷がなくても、脳に傷を負ってしまうことが明らかになりました。

暴力の種類によって、脳の傷つく場所は異なり、たとえば暴言を浴びせられたりすると側頭葉《そくとうよう》、体罰や暴力を受けると前頭葉《ぜんとうよう》、性的虐待は後頭葉《こうとうよう》に傷がつくといったように、幼少期に受けた虐待の種類によって脳に変化が現れていたのです。

これは米国の研究者による〝ある発見〟がきっかけでわかったことです。

アフガニスタンから帰還した米軍兵士の多くが暴力的になり、家族と馴染《なじ》めなかったり、不眠になってしまったりといった異変が起きていることに注目した研究者が、その要因を探るためにMRI検査をしたところ、彼らは爆弾の爆発音や、空気の振動による衝撃波《しょうげきは》等にさらされてしまったことで、脳に傷がついていたことがわかりました。

そしてこの研究を土台として、虐待を受けた子どもの精神的問題を解明すべくMRI検査を行った結果、虐待の種類によっても、それぞれ脳の異なった箇所への影響があることが判明したのです。

脳についた傷は、場所によっては治療で回復できるものと回復しにくいものがありますが、この研究結果を子ども虐待に転用した治療法は、将来的にも大きな可能性を秘めています。

米国やフランスでも、子ども虐待は大きな社会問題となっていて、様々な対策が講じられています。

とくにイギリスでは、行政に厳しすぎるぐらいの権限を与えて取り締まりを徹底しているため、年々減少傾向にあります。

イギリスの方法は、まずは虐待なのかどうかを判断するため、スーパーバイザーとしてスーパードクターとスーパーナースが両輪となり、そこに行政も連携するシステムが構築されています。

スーパードクターとは、小児科で20年以上臨床経験を積んだドクターで法医学を学んだ人。スーパーナースとは15年以上の臨床経験のある看護師で法医学を学んだ人です。

彼らが虐待と判断した場合、虐待を受けている子どもたちをそのまま家庭に帰していいのかどうか。この判定を医学的な見通しだけではなく、社会的な見通しも予測した上で判断しています。

この社会的な将来への見通しを勘案《かんあん》する発想が、日本にはまだ根付いていないのが現状です。子ども虐待はデリケートな要素を多分に含んでいるので、日本にも社会全体で見守っていくシステムの構築は急務です。

そのためにはまず、各自治体に家庭局を設置して、イギリスのようにスーパーバイザーが入ることが必要です。

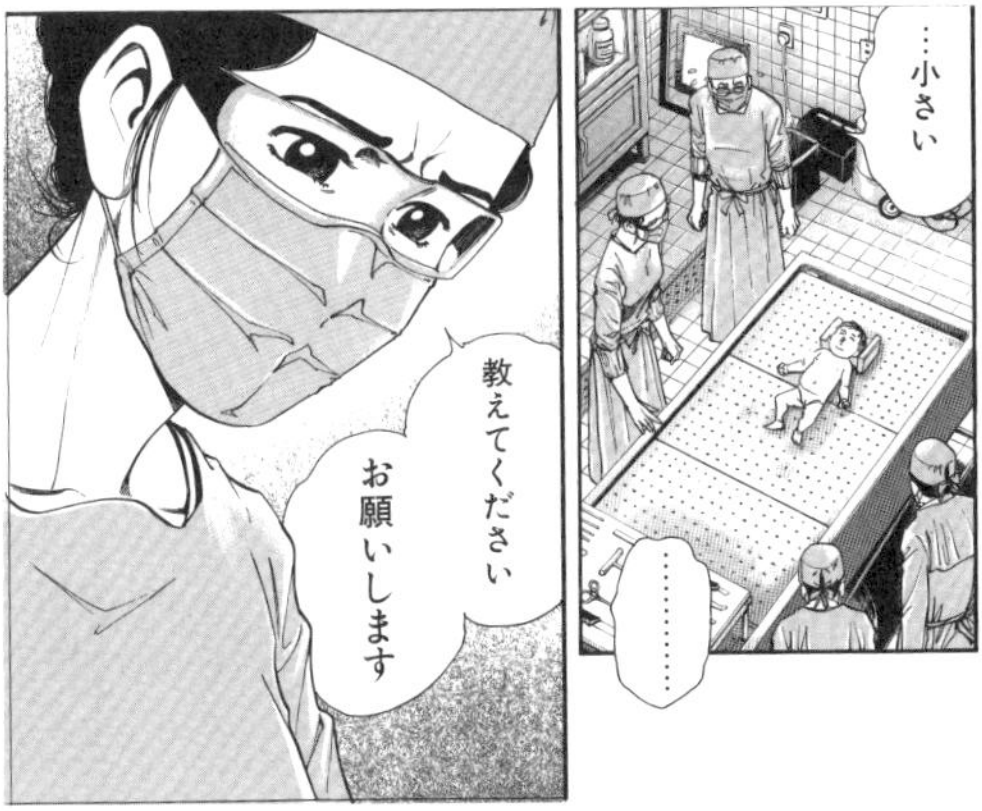

臨床経験豊富で法医学の知識があれば、すぐに行政が動ける連携した環境を整えられる上、判断する側の責任の所在も明確になります。

行政側も会いに行っても拒否されたと終了するのではなく、児童虐待防止法により警察を同行することもできるので、会えるまで継続していかなければなりません。会わせないということは、何かしらの意図がある可能性が高いのです。

悲劇を繰り返さないためにも、イギリスをはじめ諸外国の研究や制度に学ぶべきところは多くあります。

未来を救う「こうのとりのゆりかご」

人として生まれ、育ってきて、なぜこんな仕打ちを受けるのか。

私が法医学者になった1975年は、第二次ベビーブームだったこともあり、赤ちゃんを産み捨ててしまった嬰児殺《えいじさつ》の認知件数は、年間約2百件はありました。

嬰児殺の認知件数自体は年々減少傾向にはありますが、その一助となっているのは「赤ちゃんポスト」の存在であると思います。

赤ちゃんポストとは、出産してもやむをえない事情で育てられない赤ちゃんを、匿名でも受け入れてくれる制度で、2000年にドイツでスタートしました。

日本だとどちらかと言えば、子どもは親のものという発想です。

対して赤ちゃんポストの発想は、両親が育てるのが困難であれば、子どもに恵まれないけれど、子どもが欲しい人か、もしくは国が赤ちゃんの面倒をみましょうという考え方です。

2004年、ドイツにおける赤ちゃんポストの現状を視察された熊本県・慈恵病院の蓮田太二《はすだたいじ》先生の呼びかけで、日本では「こうのとりのゆりかご」という名称で、赤ちゃんポストは2007年から慈恵病院に導入されました。

産婦人科医として半世紀以上、母子に寄り添って来られた蓮田先生は、ノーベル平和賞を受賞されたマザー・テレサのお弟子さんでもあります。

赤ちゃんを預けに来られる理由は、生活の困窮だったり、未婚や若年での妊娠だったりと様々です。

ひとりで悩み苦しんだ結果、最悪の選択をしてしまうのではなく「こうのとりのゆりかご」のように相談に乗ってくれたり、受け入れてくれる場所があれば、子どもは犠牲にならなくて済むはずです。

「こうのとりのゆりかご」は導入以降、2019年までの間に130人以上の赤ちゃんの命を救って来ました。

今後は熊本県だけではなく、関西、関東、東北、北海道といったように全国各地区ブロックごとに設置されるようになっていけば、過酷な環境で妊娠し、絶望されている女性に、希望の光を照らすことができます。

制度の浸透には、まだまだ高いハードルがありますが、継続して広げていく必要性を感じています。

子どもは親から生まれて来ますが、神様からしてみれば、ひとつの人格を持って生まれて来たわけで、未来を担《にな》う存在なのです。

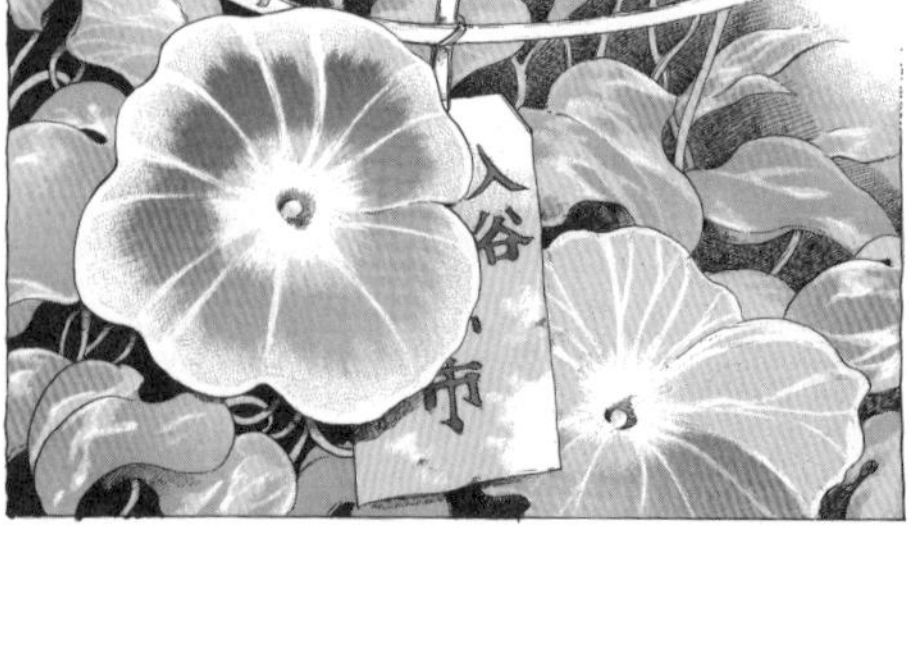

あとがき

職業柄、「死生観《しせいかん》」について聞かれることがあります。

私は「生涯わからないこと。そして、ただ元に戻ること」と捉えています。

若い頃、死は遠い存在でした。

今は古希《こき》を越え、死を身近なものに感じられるようになりました。

法医学の門を叩いてからは、「死学《しがく》（デス・エデュケーション）」を提唱された上智大学名誉教授・アルフォンス・デーケン先生のセミナー等にも参加し、生と死について考え続けてきました。

いくつかの病気を経験して来たことで、かえって一日一日がいとおしくなり、人との関係もより大切に考えられるようになりました。

死とは、生命としては終わりかもしれませんが、私の心の中には、亡くなった父も母も、祖父も祖母も、ふたりの親友も生き続けています。

様々なことを整理しなければならないところまで来ている実感はありますが、死後に「あいつすっきり逝《い》っちゃったね」と言われるような生き方ができたら粋《いき》なのかなとも思っています。

日々是好日《にちにちこれこうじつ》と感じながら過ごしていくためには、その瞬間瞬間、自分がやれることをすべてやっていくしかありません。

後悔しない生き方とはそういうことなのかなと思っています。

「私へ届いた死者からの聲《こえ》」

声なき聲を聞くには、素直な心と探究心が大切だということを教えてくれた妻とふたりの娘に感謝を込めて。

2020年10月吉日

佐藤喜宣

漫画『監察医 朝顔』の連載を立ち上げた編集者・福山純生氏とのご縁によって、この本が生まれたことに謝意を表します。

装丁：杉本欣右
本文デザイン& DTP：ファーブル（西村巧、佐藤信男）
本文内漫画:作 香川まさひと／画 木村直巳／監修 佐藤喜宣（『監察医 朝顔』より）
企画・構成・編集：福山純生（雀聖アワー）
制作進行：白戸翔（実業之日本社）

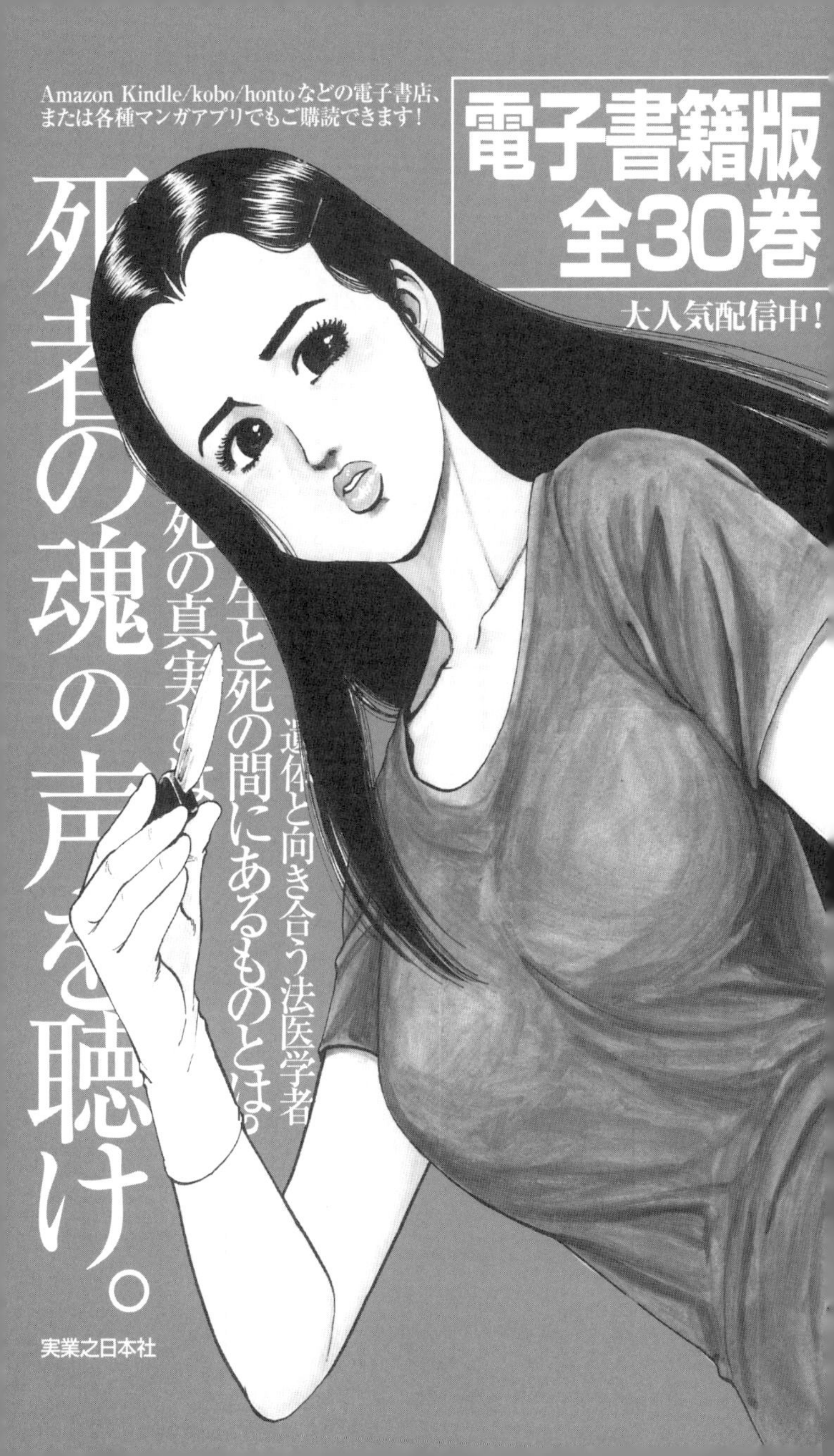
Amazon Kindle/kobo/hontoなどの電子書店、
または各種マンガアプリでもご購読できます！
電子書籍版
全30巻
大人気配信中！
遺体と向き合う法医学者
生と死の間にあるものとは
死の真実とは
死者の魂の声を聴け。
実業之日本社

著者

佐藤喜宣（さとう・よしのぶ）

1949年、東京都生まれ。杏林大学医学部名誉教授。日本歯科大学、広島大学医学部客員教授。日本大学医学部、同大学院卒業後、イタリア政府留学生として、ローマ大学法医学研究所に留学。帰国後、琉球大学医学部法医学教室助教授を経て、東京都監察医務院医長監察医、杏林大学医学部法医学教室主任教授となり、阪神・淡路大震災、東日本大震災での検死等、１万体以上の検案、５千体以上の法医解剖を担当。子ども虐待、ドメスティックバイオレンスの防止にも積極的に取り組み、東京都と千葉県の児童相談所セカンドオピニオンも務めている。警察大学校の法医専科（検視官講習）の講師も25年間に渡って担当し、定年後は警視庁科学捜査班や特命捜査班に協力している。

※本書は、「東京（中京、大阪、九州）スポーツ」連載コラム「法医学者 佐藤喜宣の生き様に活かす死者の声」（2019年9月30日～2020年10月19日発売号）で掲載された内容を加筆修正し、構成しています。

JIPPI Compact

じっぴコンパクト新書 383

生《い》きるための法医学《ほういがく》 私《わたし》へ届《とど》いた死者《ししゃ》からの聲《こえ》

2020年11月12日 初版第１刷発行

著 者……………佐藤喜宣

発行者……………岩野裕一

発行所……………株式会社実業之日本社

〒107-0062 東京都港区南青山5-4-30

CoSTUME NATIONAL Aoyama Complex 2F

電話（編集）03-6809-0452

（販売）03-6809-0495

https://www.j-n.co.jp/

印刷・製本…………大日本印刷株式会社

ISBN978-4-408-33951-1（新企画）